上海市第一人民医院
"医脉相承"系列丛书

老年人麻醉那些事儿

老龄化社会的特殊关注点

李金宝 黄丽娜 主编

上海科学技术出版社

图书在版编目（CIP）数据

老年人麻醉那些事儿 / 李金宝，黄丽娜主编.
上海 : 上海科学技术出版社, 2025. 6. -- （上海市第一人民医院"医脉相承"系列丛书）. -- ISBN 978-7-5478-7170-6

Ⅰ. R614
中国国家版本馆CIP数据核字第2025YB9981号

老年人麻醉那些事儿
李金宝　黄丽娜　主编

上海世纪出版（集团）有限公司
上海科学技术出版社　出版、发行
（上海市闵行区号景路159弄A座9F-10F）
邮政编码 201101　　www.sstp.cn
上海光扬印务有限公司印刷
开本 787×1092　1/16　印张 9.75
字数 130 千字
2025 年 6 月第 1 版　2025 年 6 月第 1 次印刷
ISBN 978-7-5478-7170-6/R·3273
定价：58.00 元

本书如有缺页、错装或坏损等严重质量问题，请向工厂联系调换

丛书编委会

主　编
郑兴东

执行主编
邹海东　孙晓东　刘　珂

编　委
（按姓氏拼音排序）

陈廷锋	程文红	董　频	范　江	范国荣	范秋灵
冯　睿	韩邦旻	胡国勇	胡书豪	李红莉	李金宝
李培明	李雅春	林浩东	刘　勇	刘安堂	刘少稳
娄加陶	楼美清	陆方林	陆伦根	陆元善	缪传文
潘劲松	裘正军	沈　华	宋滇文	宋献民	王　兴
王红霞	王瑞兰	王松坡	王育瑶	邬素芳	吴　芳
吴　蓉	吴云成	伍佩英	伍洲炜	严　磊	余　波
俞　晔	袁　琳	张　旻	张必萌	张佳胤	张鹏宇
章家福	赵晋华	祝延红	邹芳草		

本书编委会

主　编
李金宝　黄丽娜

副主编
许红娇　姜美如

编　委

周雅春	陈　峰	江继宏	朱佳丽	邹　云
裘毅敏	黄小静	金　路	唐李隽	朱　慧
杨中伟	方　斌	郭　龙	周　宇	余　壮
许芳霞	杨　晴	李蔚文	吴昕莞	郑　腾
朱鹏霞	冉茂琳	刘阳阳	崔丽婷	宋爱玲
朱丽萍	覃周梓蝉	胡晓婷	陈祥元	侯　磊
裴　植	刘　燊	应宇航	唐文清	刘晓辰
郑旻嘉				

作者简介

主编

李金宝 上海交通大学医学院附属第一人民医院麻醉科主任，主任医师，博士研究生导师。现任中国心胸血管麻醉学会胸科麻醉分会副主任委员，中国医师协会麻醉学医师分会委员，上海市医师协会麻醉科医师分会副会长，上海市医学会麻醉科专科分会委员（兼秘书长）、老年麻醉学组组长，中国高等教育学会医学教育专业委员会麻醉学教育学组秘书长等。先后获得国家科学技术进步二等奖、军队医疗成果二等奖2项，以及上海市医学科技奖二等奖1项。

黄丽娜 上海交通大学医学院附属第一人民医院麻醉科副主任，南部院区执行主任（兼），主任医师，硕士研究生导师。现任中国女医师协会疼痛专业委员会委员，上海市医师协会麻醉医师分会委员、科普组副组长，上海市医学会麻醉专科分会青年委员、老年学组副组长。先后获得上海市住院医师规范化培训优秀指导老师，上海市交通大学医学院附属第一人民医院教学奖院长奖提名奖，上海市住规培指导教师情境模拟教学比赛二等奖，上海市健康科普专项计划等。

副主编

许红娇 上海交通大学医学院附属第一人民医院麻醉科主治医师。医学博士（麻醉学），文学学士（日本语）。曾获得"上海市优秀住院医师""上海交通大学唐立新杰出住培医师"。主持各级课题4项，发表SCI 14篇，其中第一（共同）/通讯（共同）作者7篇。

姜美如 上海交通大学医学院附属第一人民医院麻醉科住院医师，硕士。入选"上海市第一人民医院科普能力提升人才计划"。

总　序

1947年，时任上海市第一人民医院（时称"公济医院"）院长的朱仰高有感于当时郊县居民缺医少药、求医无门之苦，将一辆5吨重的道奇卡车改装成了诊治功能一应俱全的"流动医院"。数年间，这所卡车上的"流动医院"每周日均开赴上海郊县乃至周边省市，布药施治、救死扶伤，开辟了我国送医下乡的先河。

时过境迁，如今我国医疗卫生事业已有了翻天覆地的变化。党的二十大报告指出，我国建成了世界上规模最大的医疗卫生体系。即便是乡野农村，非"流动医院"难以就医的窘境也已一去不复返。

在过去的几年里，我曾经多次带队前往井冈山、西柏坡、酒泉等相对边远的地区，为当地百姓开展义诊。据我所见，当地医疗卫生机构的硬件条件与"北上广"等医疗高地的差距已然不大。然而，我依然见到了不少因就医过晚而错失最佳治疗时机的患者，令人深感痛心。

痛定思痛，我想桎梏当地居民求医的主要因素之一，恐怕还是囿于健康观念和医学知识的匮乏。而这一难题，是十辆二十辆"流动医院"卡车都难以遽然解决的。

何以破此题？一词概之曰：科普。

上海市第一人民医院有着科普的"基因"。任廷桂、乐文照等医院老一辈专家均重视健康知识之宣教普及。时至如今，年轻一代的"市一人"也继承了先辈对科普的高度热情和专业精神，积极投身参加各类科普活动，获奖累累，普惠群众。

医学科普能够打破地域和资源的局限，将医药知识和健康理念传递到千家万户，帮助民众早发现、早治疗疾病，尽可能减少患病带来的不良后果。同时增强民众对疾病的了解，帮助他们有意识地进行自我健康管理。这正是医学科普工作的应有之义。

除了个体价值外，医学科普的价值在公共卫生视野中有着更深刻的体现。《"健康中国2030"规划纲要》提出，要"建立健全健康促进与教育体系，提高健康教育服务能力，从小抓起，普及健康科学知识"。这将医学科普提升到了国家战略的高度。在面对公共卫生事件时，高度的公众健康素养能够成为保障民众健康的坚实防线。而优秀的医学科普作品也能引导、激励更多人投身于医疗卫生事业。

正是出于以上原因，我自2020年起即组织上海市第一人民医院各科室专家，编撰"医脉相承"系列丛书。丛书的编纂秉持"以人民健康为中心"的理念，融合科学性、通俗性、教育性，内容涉及预防、疾病诊断、治疗、康复、健康管理等方面，囊括新生儿喂养，青少年斜弱视，成年人常见的甲状腺病、心脏病、脊柱疾病，以及高龄人群好发的骨质疏松、眼底病、白内障、肿瘤等疾病话题，是一套覆盖全生命周期的科普丛书。在编纂本丛书的过程中，我们得到了上海市卫健委、上海申康医院发展中心、上海市健康促进中心的大力支持和悉心指导，在此特向他们表示衷心的感谢。

我希望，"医脉相承"系列丛书能够以其通俗易懂的语言向公众传达最基础、最关键的医学知识，让他们"听得懂、学得会、用得上"，从而引导公众建立科学、文明、健康的生活方式，推进"以治病为中心"向"以人民健康为中心"的转变，让每位读者都有能力承担起自身健康的第一责任！

郑兴东

上海市第一人民医院院长

本书序

在岁月的长河中，老年以其独有的温柔与辉煌，绘就了生命中最绚烂的篇章。夕阳的每一抹余晖都承载着过往的沉淀与未来的期许，正如我们敬爱的长辈们，在人生的暮年，依然怀揣着对生活的热爱与向往。然而，在探索健康与治疗的旅途中，老年人麻醉这一看似专业而遥远的词汇，实则成了守护夕阳、温暖晚年的重要力量。

《老年人麻醉那些事儿》一书，正是为了揭开这层神秘的面纱，让每一位步入金色年华的读者，都能以平和而坚定的心态，面对可能到来的挑战。我们深知，在岁月的洗礼下，身体的每一个细微变化都牵动着家人的心弦，而麻醉作为手术与治疗中不可或缺的一环，其安全性与有效性，更是直接关系到老年患者的康复之路。我们牵头组织编写了本书，由我院多名临床经验丰富的麻醉医生贡献了各自的积累和心得，旨在为老年人麻醉提供术前准备、快速康复等指导，与读者们一同踏上一段护佑老年人的旅程。

本书通过以通俗易懂的语言，深入浅出地介绍老年麻醉的相关知识。从麻醉的基本原理讲起，到老年人的生理特点对麻醉的影响，再到各种麻醉方式的选择与风险评估，我们力求将复杂的医学知识转化为温暖的文字，让每一位读者都能轻松理解，并在此基础上作出更加明智的决策。

同时，《老年人麻醉那些事儿》也特别关注了老年患者在麻醉过程中的心理变化与情感需求。在这个特殊的时期，理解、尊重与关爱显得尤为重要。因此，书中不仅分享了专业的麻醉护理知识，还融入了人文关怀的理念,鼓励患者与家属携手同行,共同面对挑战,享受每一次治疗带来的希望与光明。

《老年人麻醉那些事儿》不仅是一本关于麻醉的科普读物,更是一份献给所有老年朋友及其家人的温馨礼物。我们希望通过这本书搭建起一座桥梁,让医学的严谨与人文的温情紧密相连,共同为老年患者的健康与幸福保驾护航。

愿每一位读者都能在阅读中收获知识、感受温暖、拥抱希望。在夕阳的余晖下,让我们携手前行,共同书写生命中最美好的篇章。

前　言

随着人口老龄化的加剧，老年人的健康问题日益成为社会关注的焦点。而在医疗领域，老年人麻醉作为一个特殊而重要的分支，更是关乎无数家庭的幸福与安宁。随着社会的老龄化，面对医疗需求的增长，尤其是涉及麻醉这样看似"高深莫测"的领域时，我们往往会感到一丝不安和迷茫。

本书正是为了深入探讨这一领域，为读者揭开老年人麻醉的神秘面纱。它不仅是一本医学科普著作，更是一本充满人文关怀的暖心之作。在这里，我们将带您走进老年人麻醉的世界，了解麻醉医生在面对这一特殊群体时所面临的挑战与应对策略。

本书通过详细解析老年人麻醉的生理特点、病理变化、药物选择、风险评估及术后恢复等多个方面，为读者呈现了一个全面而深入的麻醉医学知识体系。我们深知，对于老年患者和他们的家人来说，每一次的医疗决策都至关重要。因此，这本书不仅介绍了麻醉的基本知识，还分享了部分案例和实用建议，帮助您更好地理解麻醉的过程，减少不必要的担忧和恐惧。

本书就像是您身边的贴心小助手，用最简单、最亲切的语言，和您聊聊老年麻醉的那些事儿。它不讲高深的理论，也不堆砌复杂的术语，而是像和老朋友聊天一样，告诉您麻醉是什么，为什么老年人在手术或治疗中需要它，以及怎样才能更安全、更舒适地度过这个过程。在编写过程中，我们特别注重了语言的通俗性与易读性，力求让每一位读者能够轻松理解并掌握老年人麻醉的核心知识。我们相信，这本书不仅对于麻醉医生、外科医生等医学专业人士具有重要的参考价值，对于广大关心老年人健康的家庭成员来说，也是一本不可多得的科普读物。

更重要的是，我们希望通过这本书，传递积极、乐观的生活态度。无论年龄多大，我们都应该珍惜生命，勇敢面对每一个挑战。而老年麻醉，正是守护这份珍贵生命的重要一环，它让我们在需要时能够得到及时、有效的治疗，继续享受生活的美好。

在此，我们诚挚地邀请您一同翻开这本书，走进老年人麻醉的世界，共同探索那些关乎生命与健康的重要事情。让它成为您和家人的健康小助手，一起探索老年麻醉的奥秘，为夕阳人生增添更多的安心与温暖。让我们一起携手，共同关注老年人的健康问题，为他们的晚年生活保驾护航。

目 录

开 篇
　带你走进神秘的手术室　　1

一　麻醉对老年人身体的影响　　7

1. 为什么老年人麻醉前需要更多的术前检查　　8
2. 老年患者要注意哪些生理特点　　9
3. 老年患者术前评估　　11
4. 老年患者的麻醉风险：关键问题与解决方案　　14
5. 老年人的麻醉风险一定更大吗　　18
6. 老年人的大脑变化对麻醉有什么影响　　20
7. 老年人的心脏变化对麻醉有什么影响　　24
8. 老年人的肺脏变化对麻醉有什么影响　　27
9. 老年人的肾脏变化对麻醉有什么影响　　29
10. 选择全身麻醉还是半身麻醉　　33

二　老年人常见病治疗时的麻醉须知　　35

11. 有室性早搏，做手术危险吗　　36
12. 有房颤好多年了，做手术危险吗　　38
13. 放好冠脉支架 2 个月能做胆囊切除手术吗　　41
14. 换过心脏瓣膜能接受麻醉吗　　43

- 15. 安装了心脏起搏器，能麻醉吗 　　46
- 16. 装过心脏起搏器还能不能做手术 　　48
- 17. 超声提示颈动脉斑块，麻醉有风险吗 　　50
- 18. 腹主动脉瘤手术的麻醉风险大吗 　　52
- 19. 老年痴呆患者能进行麻醉吗 　　54
- 20. 帕金森病患者能进行麻醉吗 　　57
- 21. 脑梗死后做手术有什么危险 　　59
- 22. 老年患者术后如何加快恢复 　　60
- 23. 贫血严重还能麻醉吗 　　62
- 24. 突然瘦了很多，麻醉有风险吗 　　65
- 25. 白内障手术需要麻醉吗 　　67
- 26. 青光眼患者麻醉时要注意什么 　　70
- 27. 糖尿病足的截肢手术风险高吗 　　73
- 28. 肠梗阻手术的麻醉风险大吗 　　75
- 29. 老年人急诊手术的风险更高吗 　　77
- 30. 老年人无痛胃肠镜检查前去麻醉科门诊有多重要 　　78

三 关于麻醉你还需知道　　81

- 31. 老年人的麻醉药用量和年轻人的一样吗 　　82
- 32. 老年人更怕痛吗 　　84
- 33. 超高龄是麻醉的禁区吗 　　86
- 34. 手术时为什么不能戴假牙 　　88
- 35. 开刀前的那些降压药 　　90
- 36. 手术前后，抗凝药该何去何从 　　93
- 37. 血压太高，为什么麻醉医生叫停手术 　　96
- 38. 躺太久的老年人，麻醉风险在哪里 　　99
- 39. 老年患者能做腹腔镜手术吗 　　102
- 40. 麻醉会增加老年人患痴呆的风险吗 　　104
- 41. 回病房后浑身发抖和麻醉有关吗 　　106

42. 麻醉后必须要去枕平卧吗 　　　　　　　　　109
43. 为什么手术以后想尿尿不出 　　　　　　　　110
44. 甲状腺手术后为什么吐得这么厉害 　　　　　114
45. 手术之后如果需要禁食，不能停的药怎么吃 　117
46. 为什么麻醉醒了以后不能马上吃东西 　　　　118
47. 为什么老年人麻醉后醒得慢 　　　　　　　　121
48. 手术之后有什么方法可以止痛 　　　　　　　122
49. 长期慢性疼痛的患者接受麻醉有风险吗 　　　125
50. 缠人的带状疱疹，不必承受之痛 　　　　　　127
51. 晚期胰腺癌患者怎么止痛 　　　　　　　　　130
52. 膝关节置换手术后该怎么配合医生快速康复 　132
53. 疼痛门诊可以看哪些病 　　　　　　　　　　134
54. 腰腿痛看什么科 　　　　　　　　　　　　　136

后　记

老龄化社会中，我们作为麻醉医生还能做些什么　　139

开 篇

带你走进神秘的手术室

对于患者和家属来说,手术室可能是医院里最神秘的地方。家属送患者去做手术时,止步于手术室的门口;而患者躺在推床上,一路忐忑,直到被麻醉后失去意识,再次醒来时手术已经结束了。其实,每一个进入手术室的患者都需要经历三个区域性的转移,两次意识状态的改变,然后才能返回病房。

下面,我们将以患者的视角,带大家近距离参观一次完整的手术旅程。

第一站:手术室大门

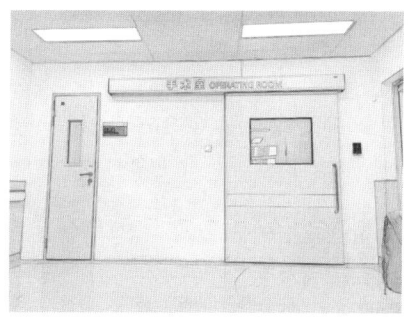

这里是患者与家属暂时分别的地方,也是第一次核对的地方。在这里,手术室的护士会和病房护士核对患者身份、手术详情;检查患者体表的手术标记;再次询问并确认患者是否完成禁食、禁饮,有无过敏史,金属物品和首饰是否取下等,如果没有取下,需要当场取下交给家属保管。

第二站：麻醉准备室

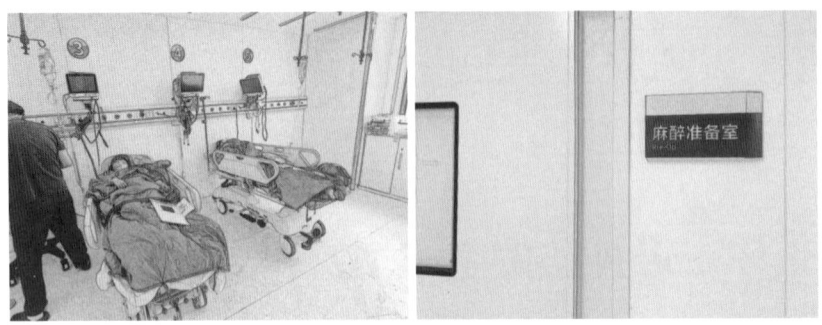

打完静脉留置针并等待手术的患者们

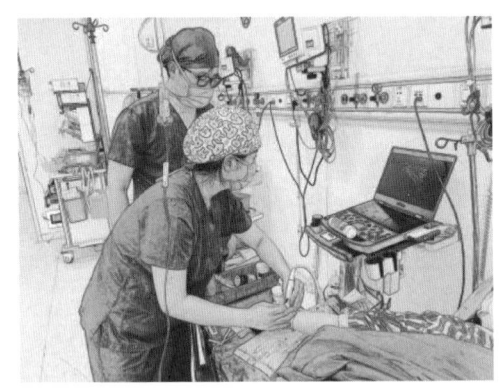

正在进行超声引导下动脉穿刺置管操作

这里是患者进入手术室后首先到达的地方，在麻醉准备室（有些地方叫预麻室或诱导室）里，患者见到的是麻醉医生和麻醉护士。除了需要局部麻醉的患者，所有患者都将在这里完成外周静脉留置针的置入，为后面的手术全身麻醉做准备。另外，根据病情的需要，有些患者还需要接受一些其他的有创操作如动脉穿刺置管、中心静脉穿刺置管、神经阻滞等。动静脉穿刺都是为了建立补液通路、有创监测通道，确保手术过程中的患者生命安全；神经阻滞则有利于减轻术中、术后疼痛，帮助患者更好、更快地恢复。在完成了以上操作后，患者需要在麻醉准备室中耐心等待，等手术房间内做好准备，才能进行下一步转移。

第三站：手术房间

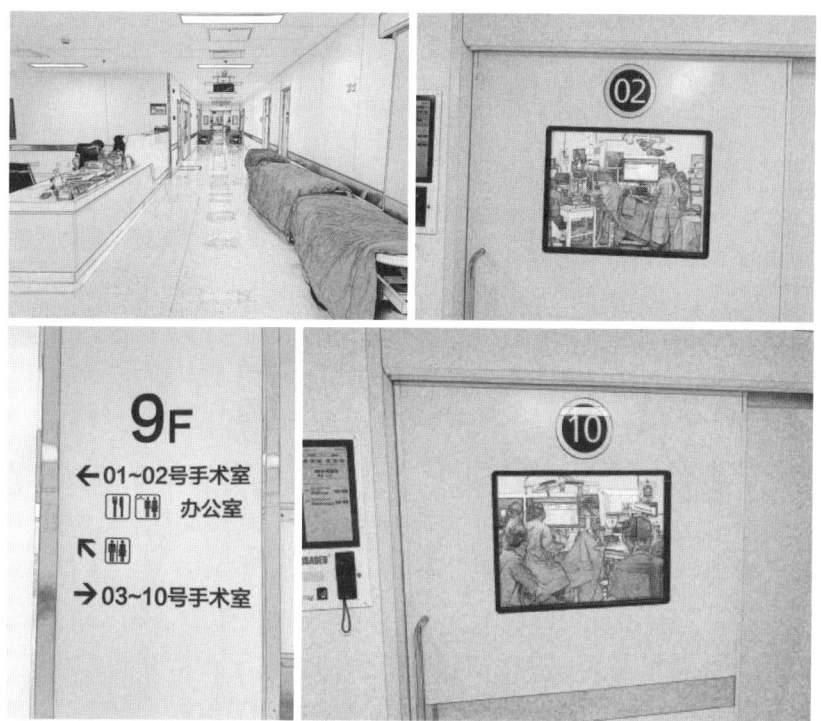

手术室走廊景观

　　这里才是大家广义上理解的手术室，是开展手术的地方。
　　在手术房间内迎接患者的是一整个手术团队：主刀医生、第一助手、第二助手（大手术还有第三助手）、主要负责的麻醉医生（简称主麻）、辅助麻醉医生（简称辅麻）、巡回护士和洗手护士。患者会接受来自外科、麻醉、护理三方的再次核对，内容包括但不仅限于个人信息、手术信息、既往疾病、就医经历、服用药物情况、过敏史、是否禁食禁饮、是否携带金属及首饰、是否有假牙等。反复的核对是从患者安全的角度出发，尽可能避免不必要危险的最有效手段，因此请耐心作答，勿有所隐瞒。

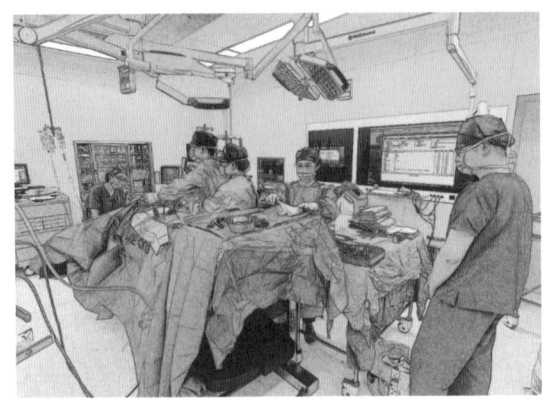

术中团队（自左往右）：辅助麻醉医生、主刀医生、第一助手、巡回护士和洗手护士

完成核对后，两位麻醉医生将开始实施麻醉诱导，经过这一步骤，患者将失去意识，随后外科医生开始进行手术。整个过程中，各种监护仪将呈现患者的各项生命体征指标，有心率、血压、血氧饱和度、呼吸等。越重大的手术或越危重的患者对术中管理的要求越高，因此监测的指标也更多。比如合并有冠状动脉粥样硬化性心脏病（简称冠心病）的患者为避免其发生急性心梗，术中对血压的管理较一般患者严格，要求尽量减少血压的波动，并避免低血压的发生。因此，针对这样的患者通常采用"有创动脉压力监护"来反映实时血压波动，在麻醉准备室中留置好的动脉穿刺置管就派上了用场。

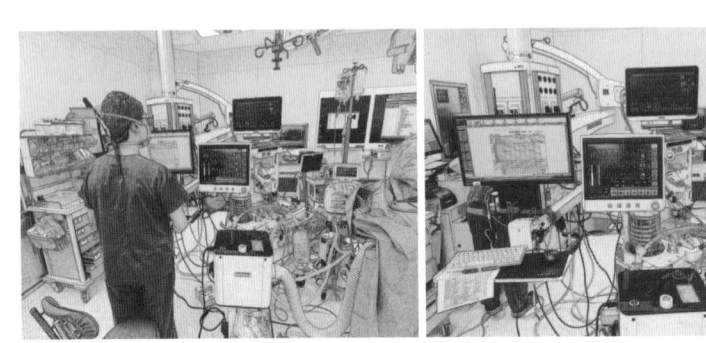

麻醉医生监管着患者的呼吸和各项生命体征

主要手术完成后，两位护士清点所有的器械和纱布，在物品确认无遗漏后，外科医生才能开始结尾工作：缝合手术切口。当切口缝合完毕，引流管固定好，各项整理工作完成，患者将迎来下一次转运。

第四站：麻醉复苏室

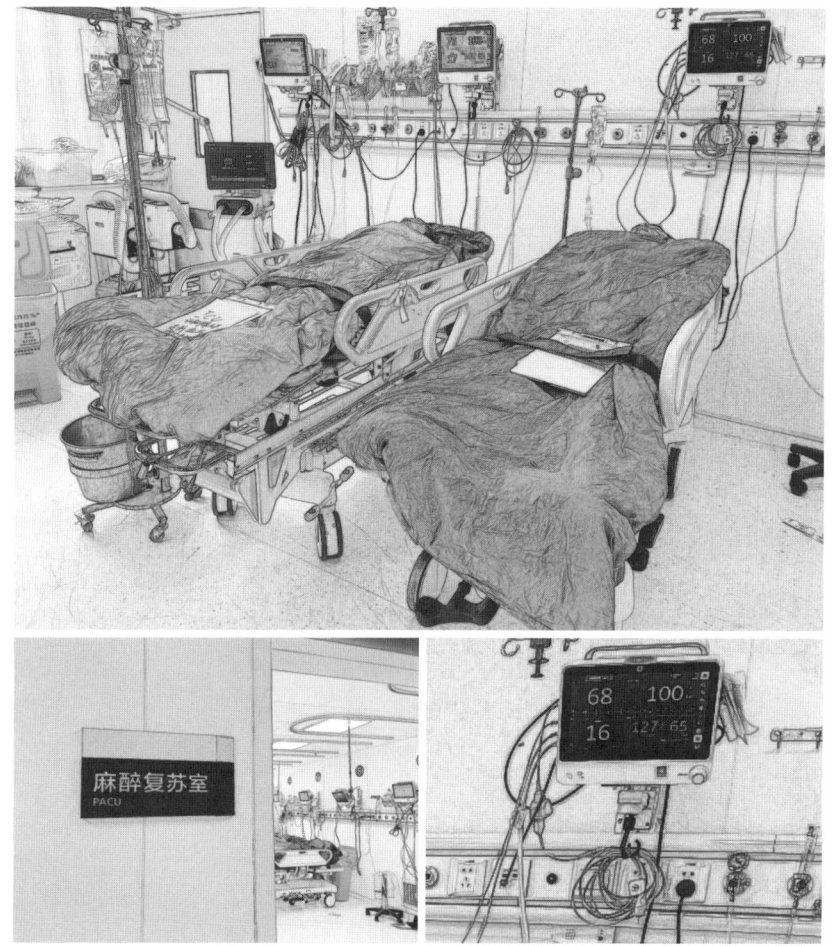

复苏室中接受观察的患者们

大部分手术患者醒来并且恢复意识都是在复苏室，复苏室的主要职责是苏醒患者并完成至少1个小时的医学观察。在这里，监护仪将继续监测患者的生命体征，同时给予吸氧、镇痛、保温等治疗，以缓解患者苏醒期的不适。

有患者醒来会询问手术情况，但是复苏室内只有麻醉医生和麻醉护士，没有外科医生作答。伴随意识恢复，有的患者会有各种主诉，如疼痛、恶心、头晕、寒战等，麻醉医生也会根据患者的病情适当地给予相应处理。所有麻醉后的患者都将来到复苏室，因此通常同时有二十台左右的监护仪在工作，伴随着患者的心跳，监护仪的声音会此起彼伏，充斥于耳旁。因此，复苏室是一个吵吵闹闹却富有生机的地方。

第五站：回到病房

大部分患者在完成了1个小时左右的复苏后，麻醉护士最后检查患者的意识水平，比如是否能回答自己的名字、所住病房等，在麻醉医生确认病情稳定后，由麻醉护士陪同返回病房。在病房，麻醉护士和病房护士完成最后一次核对和交班后方可离开。

至此，整个手术室之旅结束，经历短暂分别，患者再次与家人团聚。

一 One 麻醉对老年人身体的影响

1. 为什么老年人麻醉前需要更多的术前检查

术前检查主要是为了评估患者的一般情况，如心肺功能、肝肾功能、有无炎症及贫血等。这些检查的结果能帮助医生判断患者能否耐受手术。除了常规的实验室检查外，老年人还需要进行一些涉及重要器官功能的检查评估，以便发现问题，在术前予以纠正，术中术后加以预防，并对患者的手术耐受力作出细致的评估，帮助麻醉医生制订个性化麻醉方案。

所有的手术患者都需要完善一系列检查、检验。

- 血常规：了解患者有无贫血、血小板减少、白细胞升高的情况。对于贫血患者，需要给予手术前输注红细胞或补充铁剂等治疗，纠正贫血后才能进行手术。
- 血生化检查：包含肝肾功能、电解质、血糖等基本信息，帮助了解患者有无肝肾功能不全、糖尿病、低蛋白血症等情况。麻醉医生可以通过血生化的结果选择合适的麻醉药，同时根据电解质情况判断患者原发疾病的情况，以及是否需要提前对症处理，还可以根据白蛋白结果判断患者的营养状态等。
- 凝血功能检查：反映患者的凝血状态，帮助判断身体出血后自发凝血功能是否正常。这对于手术这一创伤性操作尤为重要。只有凝血功能正常的患者，才有可能顺利度过手术相关出血这一难关。而凝血功能异常的患者需要术前额外补充相应缺乏的凝血物质，尽可能调整凝血功能至正常状态。
- 心电图检查：帮助医生了解患者心脏跳动的节律和频率，还能帮助医生初步判断患者有无心肌缺血、心室肥大等。这对于麻醉医生在围手术期特别关注的心动过缓、心房颤动（简称房颤）、心脏期前收缩（简称早搏）等心律失常的判断意义重大。
- 感染性指标：进入手术室或有创操作的患者还需要检查具有强传染性的病原微生物疾病，主要包括乙型肝炎病毒、戊型肝炎病毒、丙型肝炎病毒、梅毒、人类免疫缺陷病毒（HIV）等病毒指标，目的是根据检查结果预先采取相应的治疗措施，同时医院做好相应的预防交叉感染的防护措施。

- 胸部影像学检查：胸部平片或胸部 CT 检查也是必须的。尤其是对于准备进行全身麻醉的患者，麻醉医生需要在麻醉前确认双肺正常，排除肺部感染、肿瘤、胸腔积液等可能严重影响患者预后的情况。

老年患者可能需要额外增加的检查有肺功能、血气分析、心脏超声、心脏 CT 血管成像（CTA）、24 小时动态心电图、头颅磁共振、颈动脉超声、下肢血管超声等。

2. 老年患者要注意哪些生理特点

目前，大多国家以 65 岁为老年人的年龄界限，实际上 65 岁左右生理变化及对药理的影响多在正常范围。70 岁以上的生理改变才较显著，对麻醉的影响也大。老化是指进行性的，以器官和组织的结构和功能退化为表现的正常生理现象。但就功能和功能储备而言，年龄增加造成的改变发生在所有的器官，并非线性改变，但在 40 岁后每年器官功能降低约 1%。心脏、呼吸、肾脏和中枢神经系统的相关改变与手术的关系最为密切。

（1）老年人的心血管系统

随着年龄的增加，动脉逐渐僵硬化及全身血管阻力增加会造成收缩压几乎直线上升，心室肥大会造成心脏每搏输出量和心输出量下降，脂肪浸润和心肌纤维化会导致传导缺陷造成充血性心衰或低血压，窦房结和房室结变小会导致窦性心律受到影响，冠状动脉硬化会导致心脏自身供血受到影响。

（2）老年人的呼吸系统

老年人的胸壁逐渐僵硬会使得呼吸做功增加，肋间肌萎缩，椎间隙变窄，导致肺通气能力下降，肺泡气体交换面积变小。最大通气量、用力肺活量、反映小气道功能的呼气中期流量，以及反映最大容积-流量曲线都有随着年龄明显下降的趋势。

（3）老年人的神经系统

大脑随着年龄的增加呈现持续性的萎缩，脑重量逐渐减轻，脑血量下降10%~20%。中枢神经递质减少导致老年人反应迟钝，记忆力减退。手术时，老年患者对中枢神经抑制药的敏感性增加，麻醉诱导剂的剂量随年龄增加而减少。同时心血管对应激反应调控能力减弱，容易出现术中血压、心律波动。

（4）老年人的肾脏功能

随着年龄的增加，肾脏的皮质减少，重量减轻（85岁较25岁肾小球减少40%）。心脏功能及血管导致的血流量下降，通过肾脏的血流量也相应下降，进一步使得肾脏功能如排钠、浓缩和稀释、尿酸化等功能下降。故老年人常容易患高血钾症。手术时需要特别注意监测电解质平衡，以及注意经肾排出的药物使用剂量，避免术后药物残留过多。

（5）老年人的消化系统及肝脏

随着年龄的增加，肝细胞数量下降，合成蛋白质的能力下降，血浆蛋白减少，白蛋白与球蛋白比值减低，肝微粒酶活性下降。手术过程中会影响到部分依赖肝代谢的药物的使用。老年人胃肠道的血流量下降，胃黏膜萎缩，胃排空时间延长和肠蠕动减弱，影响药代动力学发生变化，导致药物延迟吸收，误吸发生率高。

（6）老年人的内分泌系统

老年人易并发糖尿病；血浆醛固酮浓度较低，容易发生高血钾。甲状腺功能和交感系统活性下降使得基础代谢率低，身体温度调节能力下降，在手术中需要特别注意体温监控和保温。

老年人的各器官功能和储备功能降低，并且常伴有多个基础性疾病，所以老年人的手术风险大，术后并发症多。

> **特别提醒**
>
> 术前需要结合老年人自身的情况，通过更全面的检查，尽可能系统、全面地了解心血管、肺、肝、肾等重要脏器的功能情况，以及营养代谢情况，判断是否存在术前并存症，如冠心病、高血压、肺部感染、糖尿病等。结合以上情况拟定手术方案，选择最适宜患者身体状态的手术方式。提高手术的成功率，降低术后并发症的发生概率。

3. 老年患者术前评估

老年患者术前应当根据自身身体状况比如营养状况、是否存在可疑困难气道、视力状况、精神/认知状况、言语交流能力、肢体运动状况、是否为急症手术、近期是否罹患急性气道疾患，以及患者的过敏史、脑卒中病史、心脏疾病病史、肺脏病史、内分泌疾病病史、用药史（包括抗凝药等）、头颈部放疗史等，进行评估是否能进行手术。

（1）心功能及心脏疾病患者的评估

很多老年人都患有心脏疾病，如充血性心力衰竭失代偿、严重心律失常、严重瓣膜疾病及急性心肌梗死。这类人行非心脏手术的非择期手术风险极大，所以除非是对生命安全构成威胁的急症手术，通常应取消或延迟。

冠心病患者应完善术前一系列检查比如超声心动图、脑钠肽、心肌酶等。平时规律服用的降压药、抗心律失常药和抗心绞痛药均不宜突然停用。

对于高血压病患者，抗高血压治疗应持续到麻醉前。其中利血平需停药至少一周，普利类、沙坦类降压药则需手术当天停药。

老年人多有心动过缓，如术前心率经常低于60次/分，可以做阿托品试验。若心率不能上升，需注意病窦综合征的可能性，术前应考虑安置心脏临时起搏器。

心律失常的老年患者可进行动态心电图检查，尤其要警惕频发室性期前收缩、多源性室性期前收缩等对血流动力学有着明显影响的其他心律失常。

（2）肺功能及呼吸系统疾病患者的评估

吸烟、肥胖、患有呼吸疾病的老年人麻醉前可以进行胸部X线检查。有下列情况者宜行肺功能和动脉血气检查：大量吸烟史、咳嗽或呼吸困难、70岁以上、有肺部疾病、肥胖等。存在呼吸系统疾病的老年患者，麻醉前准备的重点是控制呼吸道感染，术前戒烟并进行适当的呼吸训练。

（3）糖尿病患者的评估和准备

糖尿病患者术前应积极控制血糖，但不宜使血糖过低，甚至血糖偏高一点也是可以接受的，这主要是避免术中发生低血糖休克。所以这类患者应尽可能安排在上午手术，单纯饮食控制的糖尿病患者施行小手术可不必采取特别措施来控制血糖。口服降糖药的患者手术的前一晚应停药，手术前后改用胰岛素。

（4）肝脏、肾脏功能及肝肾疾病患者的评估

肝功能损害程度影响手术安全，可采用蔡尔德-皮尤评分标准加以评定。该表是通过统计是否有肝性脑病、腹水程度、总胆红素、白蛋白及凝血酶原延长时间来计算累计分并分为ABC三级，其中A级为5~6分；B级为7~9分；C级为10~15分。A级手术危险度小，预后最好，B级手术危险度中等，C级手术危险度大，预后最差。

老年患者肾功能退化导致需经肾清除的麻醉药作用时间延长，苏醒延迟。慢性肾功能衰竭或急性肾病患者原则上禁忌施行任何择期手术。近年来，在人工肾透析治疗的前提下，慢性肾功能衰竭已不再是择期手术的绝对禁忌证，但该类患者对麻醉和手术的耐受力仍差。

（5）凝血功能评估

服用抗凝药的患者根据可能增加的手术出血、手术的种类及血栓栓塞的后果决定实施围手术期应对保守策略还是积极策略。保守策略是指术前停用华法林3~5天，术后尽快恢复华法林治疗；积极策略是指停用华法林期间，使用肝素替代治疗。

当凝血酶时间所对应的国际标准化比值（INR）≤1.5时，大多数外科手术可安全实施。对于INR=3的患者，口服维生素K 1~2毫克可在24个小时内纠正凝血状态。对于择期手术患者，是否停用阿司匹林还存在争议。如果在推荐剂量范围内使用阿司匹林或氯吡格雷，非心脏手术可以不停药；如果患者将要接受心脏手术，尤其是体外循环，且冠心病病情稳定，可以考虑停用阿司匹林7天，但在术后48个小时内应尽快进行抗血小板治疗。

> **特别提醒**
>
> 以下3种情况的老年患者围手术期风险会显著增加：合并疾患（如心肺疾患、肾疾患等）严重限制该器官功能状态或影响身体对应激的反应性；器官功能进行性衰退或失代偿；围手术期对药物、麻醉、手术出现非预知性的不良事件。因此，老年患者在手术前应增加自身功能储备，完善相关检查，进而提高手术的安全性。

4. 老年患者的麻醉风险：关键问题与解决方案

医疗技术的进步、生活水平的提高及医疗保健制度的发展，人类的平均寿命不断延长。老年人口比例的增加对医疗系统提出了日益严峻的挑战。老年人患者常合并多种慢性疾病，其重要器官功能发生退行性改变，身体储备能力和代偿能力减退。因此，相比年轻患者，老年患者接受手术和麻醉将面临更加严峻的风险和挑战。

老年患者在接受麻醉时面临着与年龄相关的生理变化和潜在的健康问题，在麻醉过程中具有特殊的风险。

（1）多重慢性疾病增加术前风险评估的复杂性

老年患者通常合并诸如高血压、糖尿病、心脏病、肾病等多种慢性疾病，这些慢性疾病均能影响麻醉药的药效、代谢和清除，麻醉医生术前访视时需要花费更多的精力了解病史。加之有些老年患者存在认知功能障碍或者听力障碍，沟通困难使得术前风险评估难度增加，容易造成病史采集不充分。

（2）老年生理变化增加麻醉风险和术中管理难度

随着年龄的增长，老年患者的身体组织和器官功能逐渐退化，心血管功能、肺功能、肝肾功能等均有不同程度的减退。老年患者常患有心脏病、高血压等心血管疾病，这些疾病在麻醉过程中可能导致血压波动、心律失常等严重并发症。老年患者肺功能减退，易出现呼吸困难、氧合不足等问题。老年患者肾功能下降，对麻醉药的清除能力减弱，易导致药物在体内蓄积，引发药物中毒等风险。这些生理变化可能导致老年患者对麻醉药的敏感性增加，麻醉药的效应更加明显，较小剂量的麻醉药就能产生足够的麻醉深度，并引起较大的血压波动，因此，调控老年患者麻醉深度变得更加困难。

（3）老年患者麻醉后复苏风险增加

老年患者药物的代谢和排泄速度变慢，使得麻醉药在体内积聚，增加术后镇静过度和药物中毒的风险，术后的苏醒速度较年轻患者更慢。老年患者伴随的多种心血管疾病会增加术后心衰和心律失常等并发症的发生风险。呼吸肌力量减弱、肺活量下降等肺功能变化，引起呼吸机脱机困难，这会增加术后呼吸衰竭和肺部感染等并发症的发生风险。老年人认知功能下降，术后谵妄和躁动的发生率更高，影响他们对复苏过程的理解和配合，导尿管、引流管等意外脱落的发生风险增加，使得复苏管理难度增加。此外，呼吸抑制、肺部感染、营养状况欠佳等情况也需要复苏室的麻醉医生特别关注和管理。

（4）术后认知功能障碍影响术后康复

衰老对脑功能的影响包括脑内神经细胞的数量的减少，神经递质的变化及伴随疾病造成的脑灌注变化等。老年患者的神经系统退行性改变常表现为日常活动能力下降、反应强度减弱、自主神经反射的反应速度减慢等。老年患者常罹患阿尔茨海默病、脑血管性痴呆等认知功能障碍疾病，这些认知功能障碍可能影响术后的神经系统恢复，增加术后出现谵妄、认知功能下降等并发症的风险。术后认知功能障碍可能会导致患者对康复训练的参与度下降。由于注意力不集中和思维迟缓，患者可能无法有效地参与康复训练，影响康复效果。认知功能障碍会影响患者的自理能力，使得他们无法独立完成日常生活中的洗漱、进食、穿衣等基本活动，这会增加康复过程中的依赖性，延长康复时间。由于注意力不集中，患者可能无法正确服药或遵循医嘱，导致药物不良反应或感染等并发症的发生。此外，认知功能障碍对患者的心理状态产生负面影响，使其产生焦虑、抑郁等情绪问题，进而影响康复的积极性和效果。

降低老年患者的麻醉风险有以下几方面的策略。

- 加强术前评估：麻醉医生会在术前对患者进行全面的评估，包括病史、体格检查和必要的实验室检查，为制订个性化的麻醉计划提供必要信息。特别关注老年患者的高血压、糖尿病、心脏病等慢性疾病，通过调整药物治疗方案、控制病情稳定，减少手术风险和并发症的发生。对于可能增加麻醉风险的药物，如抗凝药、抗血小板药等，术前应根据临床情况适当停用，以避免术中出血和术后并发症的风险。对于营养不良或处于高营养不良风险的老年患者，应进行营养支持和干预，包括口服或静脉营养补充，以改善手术前的营养状况和免疫功能。对于吸烟或酗酒的老年患者，术前应鼓励他们戒烟、限酒。对于焦虑或恐惧的老年患者，术前应进行心理干预和情绪支持，以减少术前紧张情绪对手术和麻醉的影响。

- 选择合适的麻醉方法：老年患者在接受麻醉时，选择合适的麻醉方法至关重要，个性化的麻醉方案可以有效降低麻醉风险，提高手术安全性和患者康复率。首先，应考虑全身麻醉的安全性。在一些需要全身麻醉的手术中，尽管老年人存在心、肺、脑等重要脏器功能障碍的潜在风险，全身麻醉仍可能是一种相对较为安全的麻醉方式。全身麻醉过程中维持心血管和呼吸系统平稳的手段更多。其次，需考虑椎管内麻醉的优势。对于一些下腹部或下肢手术，椎管内麻醉可能是一种更为安全和有效的选择。椎管内麻醉通常可以减少全身麻醉药的使用量，从而降低心血管和呼吸系统的负担，降低术后并发症的发生风险。最后，重视神经阻滞等局部麻醉的应用。对于一些较小的手术或局部区域的手术，局部麻醉可能是一种更为安全和合适的选择。局部麻醉对全身的影响更小，满足老年患者手术需要的同时可降低术后并发症的发生率。

- 加强围手术期监测：在老年患者接受麻醉的手术过程中，加强术中监测与管理是降低麻醉风险、确保手术安全的重要措施。心血管系统方面，除了对老年患者进行持续心电图和血压等标准监测外，采用连续心功能监测可以及时发现心律失常、心肌缺血、容量不足或过多等并发症，为确保心血管系统的稳定提供依据。对老年患者进行持续呼吸功能监测，包括呼吸频率、呼吸深度、氧饱和度等指标。尤其关注氧合指标，可以及时发现和处理低氧血症、通气不足等情况，确保呼吸系统的功能正常。还要对老年患者进行持续意识状态监测，包括觉醒水平、意识清晰度等指标。通过观察患者的意识状态，及时发现和处理围手术期意识改变、谵妄等情况，确保患者能够舒适和安全地度过围手术期。此外，还应加强血糖、体温、疼痛感等体征监测，帮助老年患者快速康复。

- 多学科专家之间的协作：老年患者在接受麻醉时，由于其生理特点和潜在的健康问题，麻醉风险相对较高。通过加强多学科专家之间的协作与沟通，可以有效降低老年患者在接受麻醉过程中的风险，提高手术安全性和患者满意度。在手术前，麻醉医生、外科医生、内科医生等应进行术前会诊，共同评估老年患者的病史、手术风险、麻醉方案等。通过多学科专家的共同讨论和决策，确定最合适的麻醉方案和手术计划，减少术中和术后的不良事件发生风险。多学科专家应共享老年患者的病史、用药史、实验室检查结果等相关信息，通过共享信息，提高各专业医生对患者情况的了解程度，减少信息断层和误解。

5. 老年人的麻醉风险一定更大吗

> 70岁的王老伯在体检时发现得了腹股沟疝，外科医生建议他进行手术治疗。王老伯非常抗拒手术和麻醉，心里泛起了嘀咕："我已经70岁了，不比年轻时的身体了，麻醉一定很危险。"那么，老年人一定比年轻人的麻醉风险大吗？

世界卫生组织将60～74岁的老年人定义为年轻老年人，75岁及以上的老年人定义为老年人，大于90岁的老年人定义为长寿老年人。随着生活水平、保健观念和医疗水平的提高，人民群众的生活质量和寿命显著增加。国家卫生健康委员会发布数据显示，2021年我国居民人均预期寿命提高到78.2岁。因此，在医疗救治体系中，会有相当数量的老年患者来到医院寻求医生的帮助。部分老年患者的诊疗过程可能需要麻醉医生全程参与，例如需要镇静的门诊胃肠镜检查，需要麻醉的手术室内手术等。

对绝大多数患者而言，麻醉医生就是"神秘"的代名词。外科医生拿着片子跟患者/家属讲解如何进行手术，手术风险有哪些等，为避免这些风险，外科医生需要进行哪些准备。然而，麻醉医生就拿着麻醉知情同意书一条条告诉患者可能发生的麻醉风险，甚至包括心跳、呼吸骤停等。为什么会有这些风险呢？难道真的是因为年龄大的缘故？

麻醉医生综合患者因素、手术因素和麻醉相关因素系统性地评估麻醉的风险。因此，单凭"年龄"的大小来判断老年人的麻醉风险高于年轻人是不合理的。然而，老年人的生理特点决定了他们接受麻醉时的风险可能是高于年轻人的。因此，如何评估老年人的麻醉风险，并将风险清楚地告知患者或者其家属是一件具有挑战性的工作。

一　麻醉对老年人身体的影响

有人认为，孔子的"四十而不惑、五十知天命"的观点该改一改，他们认为60岁才是人生巅峰，是最容易结出累累硕果的时候。然而，医学上认为与年轻人相比，老年人的多个器官均出现不同程度的退行性变，表现为对麻醉药的敏感性增加，使得麻醉及手术过程中更容易出现血压剧烈波动、术后呼吸抑制及苏醒延迟等。此外，老年人常常合并有高血压、糖尿病等常见的慢性疾病，部分老年人由于长期的吸烟，可能还合并有肺气肿、慢性支气管炎、支气管扩张等呼吸道慢性疾病。这些疾病在麻醉或者手术时可能会被诱发或者加重，有可能会引起严重的不良后果。例如脑出血、脑梗死、呼吸功能衰竭等。

一般情况下，外科医生会邀请麻醉医生对老年患者进行术前会诊，两者协同将老年患者身体调整至最合适手术的状态，减少麻醉或者手术给老年患者带来的应激性伤害。通常经过麻醉和外科两个专科的系统评估和治疗以后，能够最大限度地降低老年人的麻醉风险。然而，部分老年人的慢性疾病经过治疗后，仍旧改善不明显，而手术却不能无限期拖延下去，这个时候就需要麻醉医生勇挑重担，在巨大风险之下保障患者的生命安全。还有部分老年患者需要急诊手术，没有时间让麻醉医生进行术前全面评估和纠正。这个时候也需要麻醉医生勇挑重担，手术的同时进行评估、麻醉、调整。这就完全阐释了麻醉圈流传的一句话："外科医生治病、麻醉医生保命。"

除了上述风险以外，麻醉过程中还需时刻警惕一些罕见且危及生命的突发事件，例如过敏性休克、恶性高热等。当发生过敏性休克时，会出现循环系统、呼吸功能的严重障碍。相比之下，由于老年人本来就存在多种慢性疾病，他们发生心、肺、脑等重要脏器的恶性不良事件概率显著高于年轻人，抢救的成功率显著低于年轻人。因此，当麻醉医生术前询问老年患者的既往病史时，很多老年人叙述不清，这时就需要家属尽可能详细地告知老年患者的慢性病史、治疗的情况、目前的状态等，是否有过麻醉手术经历，是否有过抢救的经历等。这些事项的沟通有助于麻醉医生对老年患者的麻醉风险有一个更深层次的评估和判断,有助于麻醉医生制订相应的应急抢救措施。

那么,老年人的麻醉风险一定高于年轻人吗?有一部分的老年人经常进行锻炼,生活作息规律,身体的各脏器功能都处于运转良好状态。然而,部分年轻人整天沉迷于网吧、酒吧等场所,日夜颠倒的生活作息、烟酒不离手的生活习惯早就损害了他们的身体,他们已经出现了不可逆的脏器功能损伤。两者相比较之下,这类年轻人的麻醉风险显著高于老年人。而且,麻醉风险并不能和外科手术的种类完全割裂开来。比如腹股疝手术的创伤小、手术风险较低,而如果是开胸手术,毫无疑问,风险一定高于腹股疝手术。

> **特别提醒**
>
> 麻醉医生评估风险是为了手术能够顺利进行,解除患者的病痛,让患者康复。当麻醉医生跟家属谈到风险时,家属会问麻醉意外发生的概率,而概率是基于手术患者群体统计出来的。对于独立的个体去追问这些不良事件的发生概率没有任何实际的意义,麻醉风险的高低并不会影响麻醉医生尽一切努力保障患者的生命安全的宗旨。

6. 老年人的大脑变化对麻醉有什么影响

老年人大多存在脑血管老化的问题,其自身调节脑血流量的能力也有所下降。这就要求了麻醉医生在术中更精准的管理,比如术中通过改变药物的种类及剂量将老年人的血压控制在合适的范围内，使其不至于血压过低，导致脑供血不足，进而发生脑梗，也不至于血压过高导致脑动脉内粥样斑块的脱落而发生脑梗死，甚至脑出血。但由于衰老的血管本身就脆弱，老年人在围手术期脑血管意外的发生风险会更高。当然，如果在手术麻醉前就已经发生过脑血管意外，那么在围手术期，由于手术及麻醉等应激事件的存在，脑血管意外事件复发的风险也会更高。

除此之外，老年人围手术期的认知功能改变也是众多麻醉医生一直以来关注的重点。围手术期神经认知障碍包括术前已存在的神经认知障碍、术后谵妄、神经认知恢复延迟、术后神经认知障碍及轻度、重度认知障碍。简单来说，围手术期神经认知障碍即从术前已存在、到术后几小时内，甚至是术后几个月内存在的"注意力不集中""意识水平改变"等很多表现。

主流观点认为，麻醉药的作用机制大多是使大脑内兴奋性传递作用下降，或者是使抑制性传递作用增强。而老年人由于大脑实质本身的改变，导致其对全身麻醉药的敏感性增强，相对的，全身麻醉的神经毒性作用也就更为明显。这种敏感性也会进一步导致老年人更易发生围手术期神经认知障碍。当然，如果在手术麻醉前老年人就已经存在认知功能障碍，那么在术后认知功能减退的风险及程度也会较普通老年人更为明显。

目前已有的研究可以得出结论，通过改变麻醉方式或者使用麻醉药的种类等，可以影响老年患者的术后认知功能，并且这些研究成果已经逐渐应用于临床实践。可以预见的是，围手术期认知功能障碍的发生率会逐步降低，或许在不久的将来，老年患者可以没有任何心理负担的在手术床上进入梦乡，这也会是所有麻醉医生共同的愿望。

延伸阅读

老年人的大脑有什么变化？

大脑可以算得上是每一个人最重要却又是最陌生的器官。简单来讲，大脑的功能可以主要分成两种，一种是不用主动控制的活动，比如心跳、血液的流动、体内激素的分泌等。另一种是主动控制的活动，比如运动"跑""跳"、感知周围的世界"看""听""闻"，同时可以选择性地去"注意"外部的环境，产生"思维"对我们接收到的信息进行处理，并形成"记忆"等。此外，还有主动控制和非主动控制功能同时参与的部分，比如呼吸等。

总体而言，大脑是身体的司令官，不仅是调节身体各种基本生命活动的重要中枢，同时也控制着包括"感知觉、注意、记忆、思维"等在内的多种认知功能。

随着年龄增长，大脑会产生一些器质性的变化，脑内血管的弹性降低、血管硬化且变厚，其舒张性也降低，这属于正常的生理性血管老化。

除生理性变化之外，老年人的脑内血管还可以产生不正常的病理性变化，比如血管内可有大量的胆固醇等脂质沉积，这就是所谓的动脉粥样硬化。这些生理及病理性变化导致老年人的血管更加脆弱，如果血管堵塞供血不足，就会引起脑梗死；相反，如果血管壁破裂，就会引发脑出血。脑梗死和脑出血都会影响脑实质的血供，进一步影响脑实质的功能。

此外，衰老也会引起脑实质本身的改变。研究表明，从胚胎开始，大脑灰质（大脑细胞）的体积迅速增加，并在6岁之前达到顶峰，然后开始缓慢下降。从儿童期开始，大脑白质（大脑连接）的体积也迅速增加，并在29岁之前达到峰值。50岁之后，大脑白质体积的下降开始加速。这种"脑衰老"会使得老年人的执行能力、推理能力、工作记忆（特别是任务转换）和情景记忆能力下降，往往难以理解快速的语言表达，对语法复杂的句子理解能力也有所下降。

2023年1月发表在顶级期刊 CELL 上的一篇文章回顾总结了衰老细胞的总体特征，包括细胞衰老、基因组不稳定、端粒磨损、表观遗传学改变、蛋白稳定丧失、宏观自噬功能丧失、营养感知失调、线粒体功能障碍、干细胞衰竭、细胞间通信改变、慢性炎症和生物失调。这些特征相互关联，并且同样存在于大脑细胞中。例如，大脑很多功能（如学习和记忆）的执行是基于不同细胞之间建立联系（突触）而完成的，而在衰老的大脑中，一部分突触受到了抑制，另一部分收到了不正常的增强。再比如，作为包绕着神经细胞的重要组成部分，髓磷脂在神经信号传递等过程中起着重要作用，而脑内细胞蛋白质结构的不稳定，可以进一步引起大脑的重要组成部分"髓磷脂"的变化。目前已证实，衰老大脑中髓磷脂的改变会引起老年人处理速度和执行功能下降。

衰老大脑内改变引起疾病的一个重要例子就是阿尔茨海默病，作为老年人最常见的神经系统变性疾病、老年人痴呆最常见原因，表现为记忆障碍、智力减退、运动平衡能力受损，严重者会发生情绪和人格的改变、丧失生活自理能力甚至死亡。此外，另一种大家所熟知的疾病——帕金森病，也与衰老关系密切。研究表明，衰老是帕金森发病的最重要因素，病理解剖结果提示帕金森病可能与衰老大脑内黑质多巴胺能神经元的退化等多种原因有关。

7. 老年人的心脏变化对麻醉有什么影响

随着年龄的增长，人体的各个器官都会经历一系列结构和功能的变化，心脏也不例外。这些变化不仅影响着老年人的日常生活，还对医疗操作，特别是手术和麻醉，产生了深远的影响。由于老年人心脏的这些结构和功能的变化，他们在接受麻醉时面临着更高的风险。以下是几个主要方面的影响。

（1）血液循环不稳定

由于老年人心脏功能的下降，麻醉药可能会引起显著的心血管系统变化。例如，一些麻醉药可能会导致心率减慢、血压下降，甚至心肌缺血。这些变化可能会加重老年人心脏的负担，增加术中和术后的风险。

（2）心律失常的风险增加

由于老年人心脏传导系统的变化，他们在接受麻醉时更容易发生心律失常。某些麻醉药可能会进一步影响心脏的电生理活动，从而诱发或加重心律失常。

（3）合并症的影响

老年人往往合并有其他慢性疾病，如高血压、糖尿病等。这些疾病本身就可能对心脏造成一定的损害，使得老年人在接受麻醉时更加敏感和脆弱。麻醉过程中可能会诱发或加重这些合并症，导致严重的并发症。

虽然老年人心脏的变化使得老年人接受手术麻醉的风险较青壮年显著升高，但通过详细的术前评估、选择合适的麻醉药和剂量、密切的术中监测及术后的观察和护理等措施，可以有效地降低老年人接受麻醉手术时的风险。

- 详细的术前评估：在手术前会对老年人的心脏功能进行全面评估，包括常规心电图、24小时心电图、超声心动图等检查，以了解心脏的具体状况，评估老年患者是否可耐受麻醉手术，选择合适的麻醉方式。
- 选择合适的麻醉药和剂量：根据老年人的具体情况选择对心脏影响较小的麻醉药，并调整药物的剂量以减少对心脏的负面影响。
- 密切的术中监测：麻醉医生会在手术过程中密切监测老年人的生命体征，特别是心电图和血压的变化，以及时发现并处理可能出现的异常情况。
- 术后观察和护理：手术后麻醉医生会在复苏室继续密切观察老年人的心脏功能和生命体征，及时处理可能出现的并发症。

老年人心脏变化对麻醉的影响使得老年人接受麻醉手术风险大大高于青壮年。麻醉医生在详细的术前评估后会评判老年患者是否可耐受麻醉手术，决定应该选用何种麻醉方式、选择何种麻醉药和剂量。术中麻醉医生会密切监护患者生命体征，维持患者血液循环稳定，术后在复苏室及时处理可能出现的并发症，做好老年患者生命的"守护神"。

延伸阅读

老年人的心脏会发生什么变化？

（1）心功能的变化

随着年龄的增长，心脏的肌肉会慢慢变硬，不像年轻时那么柔软有弹性。当心脏放松休息时，它的弹性也会变差。这就像是一个老化的皮球，时间一长就变得硬邦邦的，没办法像以前那样轻松地弹回来。所以心脏变硬后，也不能像以前那样轻松地装下足够的血液了，这会导致心脏在舒张时的内部压力变高。就像给气球打气，气球越硬，需要用的力气就越大。因此，年纪大了，心脏工作起来会比年轻时更吃力一些。

此外，老年人心脏的"力气"会慢慢变小，也就是说，心脏的肌肉收缩起来没有年轻时那么有劲了。这样一来，心脏每次跳动时能够泵出去的血液量就会变少，就像一个日渐老化的水泵，工作效能逐渐下降。

上述变化可能会影响心脏的整体功能，使得老年人在应对突发情况，如手术或重大疾病时，心脏的代偿能力下降。

（2）心脏结构的变化

除了心功能的变化，老年人的心脏结构也会发生改变：心肌细胞会逐渐肥大，心脏的重量可能会随年龄增长而增加，心内膜和心瓣膜也会因为长期受到血流冲击而出现增厚、硬化和钙质沉积。这些结构性的变化可能会影响心脏的瓣膜功能，导致心脏瓣膜狭窄或关闭不全。

心脏瓣膜在心脏中相当于一个单向阀门，只允许血液从一个方向流向另一个方向，防止血液回流。在心脏收缩时，瓣膜能够打开，让血液顺畅地从心房流入心室，或从心室流入动脉。而在心脏舒张时，瓣膜则关闭，以防止血液回流到刚刚离开的心房或心室。如此，瓣膜的开合能够控制血液的流速和流量，确保心脏能够有效地将血液输送到全身各个部位，从而满足身体各组织器官的需求。故而心脏瓣膜狭窄或关闭不全会影响心脏向全身输送血液的功能。

（3）心脏传导系统的变化

心脏里有一个叫做窦房结的小部件会控制心跳的速度。但是，当人变老时，这个小部件的工作能力会变弱，所以心脏跳动的最大速度和平时的心跳速度都会变慢。同时，心脏内部的"电线"，也就是负责传递电信号的纤维，可能会因为积累了一些脂肪或者变得纤维化，变得像电线氧化生锈一样，使得电信号的传递速度变慢,有时甚至会出现信号中断的情况。简单来说,就是老年人的心脏"电路系统"和"电池"都不如年轻时那么好用了。这些变化可能会增加老年人发生心律失常的风险。

8. 老年人的肺脏变化对麻醉有什么影响

随着年龄的增长,人体各系统都会经历一系列的生理变化,其中肺脏也不例外。老年人肺脏的变化不仅影响了其日常生活,也在接受医疗手术时,特别是在麻醉过程中,产生了显著的影响。

(1)增加麻醉风险

由于老年人肺脏功能的降低和结构的改变,他们在接受麻醉时面临更高的风险。这些风险包括呼吸抑制、低氧血症、高碳酸血症等。

(2)需要更细致的监测

在麻醉过程中,对老年患者的生命体征和呼吸功能进行更细致的监测显得尤为重要。这包括呼吸频率、呼吸深度、血氧饱和度、二氧化碳分压等指标。通过这些指标的监测,医生可以及时发现患者的异常情况并采取相应的处理措施。

（3）药物敏感性的增加

随着年龄的增长，老年人对麻醉药的敏感性可能会增加。这可能导致药物过量或药物反应过度，如心律失常、血压下降等。因此，在为老年人制订麻醉方案时，医生需要更加精确地控制药物剂量和给药速度，以确保患者的安全。

（4）恢复期的延长

由于肺脏功能的降低和结构的改变，老年人在麻醉后的恢复期可能会更长。他们可能需要更长的时间恢复到正常的呼吸功能和代谢水平。因此，在手术后，医生需要密切关注患者的恢复情况，并采取相应的护理措施以促进其康复。

老年人肺脏的变化是一个复杂的生理过程，它不仅影响了老年人的日常生活，也在接受医疗手术时产生了显著的影响。为了降低老年人接受麻醉的风险并提高手术成功率，医生需要充分了解患者的肺脏功能和健康状况，制订个性化的麻醉方案，并在整个过程中进行密切的监测和管理。同时也需要加强对老年人健康问题的关注和研究，以更好地保障他们的生命安全。

延伸阅读

老年人的肺脏有什么变化？

（1）肺容量的变化

随着年龄的增长，老年人的肺容量会逐渐减少。这主要是由于吸气肌力、胸廓顺应性和肺弹性回缩力的降低所导致的。老年人在休息时的潮气量（即平静呼吸时的呼吸量）和补吸气量（即在平静吸气末再用力吸气所能吸入的气体量）都会有所降低。这种肺容量的减少会影响老年人的呼吸效率，使他们在日常生活中更容易感到气短和疲劳。

（2）气体交换功能的降低

老年人的肺换气效能会降低，导致动脉血氧分压下降。这主要是由于肺泡壁和肺毛细血管壁的增厚以及肺泡数量的减少所导致的。此外，气体的弥散能力也会下降，即气体分子通过肺泡-肺毛细血管壁的量减少。这种气体交换功能的降低会使老年人更容易出现低氧血症和高碳酸血症，进而影响其生活质量。

（3）肺泡结构的老化

随着年龄的增长，老年人的肺泡会出现结构老化，称为"老年性肺"。主要表现为肺组织的颜色变成灰黑色，肺硬度增加，肺泡回缩力减弱。这导致肺组织萎缩、体积变小、重量减轻。同时，肺因纤维化而失去原有弹性，扩张和回缩能力降低，使得气体呼出困难，肺活量减少。这种结构的老化不仅影响了老年人的呼吸功能，还使其更容易受到呼吸道感染的影响。

（4）免疫功能的降低

老年人的免疫功能也会随着年龄的增长而逐渐降低。这使得他们更容易受到细菌和病毒的侵袭，导致呼吸道感染的发生。此外，老年人的呼吸道黏膜也会变薄，黏液分泌减少，这进一步增加了呼吸道感染的风险。

9. 老年人的肾脏变化对麻醉有什么影响

了解老年人肾脏的病理、生理变化对于维护老年人的健康至关重要，关注和重视老年肾脏问题可以减少老年人慢性肾脏疾病的发生率并提高生活质量。在进行麻醉和手术治疗时,充分评估老年患者的肾脏功能,并加强围手术期肾脏保护,不仅可以保障围手术期安全,更能促进老年患者早日康复。

老年人肾脏的生理变化可能会对麻醉产生多方面的影响。

(1) 麻醉药的代谢和排泄会受到影响

由于肾小球滤过率和肾血流量的下降,麻醉药在体内的清除速度会减慢,容易导致药物在体内积聚,增加潜在的药物不良反应。

(2) 麻醉药的剂量需要谨慎调整

老年人的肾脏功能下降,对药物的敏感性也会增加,因此需要更加精确地计算麻醉药的剂量,以避免过量或不足的情况发生。

(3) 麻醉相关的肾脏并发症风险也会增加

老年人本身肾脏储备功能较差,麻醉过程中可能出现的低血压、缺氧等状况都可能进一步加重肾脏负担,导致急性肾损伤等严重并发症。

(4) 在选择麻醉方式时也需要考虑老年人的肾脏状况

某些麻醉药或技术可能对肾脏功能产生较大影响,因此需要权衡利弊,选择最适合老年患者的麻醉方案。

预防和管理老年人麻醉相关的肾脏问题需要从以下几个方面入手。

- 在麻醉前要对老年患者的肾功能进行全面评估:通过检查肌酐清除率、血尿素氮(BUN)和血清肌酐水平等指标了解患者的肾脏功能状况,确定是否存在肾功能下降或慢性肾脏疾病,并采取相应的预防和管理措施,以便制订合适的麻醉方案。
- 选择合适的麻醉药和剂量:在选择麻醉药时,考虑老年患者的肾功能状态,在选择麻醉药时优先选择不依赖于肾脏排泄的药物。对于需要使用肾脏排泄的麻醉药,需要调整药物的剂量和给药方式，以避免药物在体内的过度积聚。
- 在麻醉过程中和术后要密切监测患者的肾功能变化：一旦发现肾功能异常或并发症迹象，应及时采取措施进行处理。
- 通过优化麻醉管理、控制术中液体平衡、维持血压稳定等手段来减少麻醉相关的肾脏损伤风险。

通过以上预防和管理措施，可以最大限度地减少老年患者在麻醉过程中发生肾脏问题的风险，并保护其肾脏功能的健康。因此，在为老年人进行麻醉管理时，麻醉医生会充分考虑到老年人肾脏变化对麻醉的影响，并采取相应的预防和管理措施，以确保麻醉过程的安全性和有效性。

老年人肾脏的生理变化对麻醉产生显著影响，这使得麻醉医生在老年患者麻醉管理中面临着巨大的挑战。然而，通过全面了解老年人的肾脏状况、选择合适的麻醉药和剂量、密切监测肾功能变化，以及采取一系列预防措施，可以有效地降低麻醉相关的肾脏风险，确保老年患者在手术过程中的安全。

延伸阅读

老年人的肾脏有什么生理变化？

肾脏是人体最重要的器官之一，不仅起到排泄废物和调节水电解质平衡的作用，还涉及维持血压稳定、促进红细胞生成以及维持酸碱平衡等多方面功能。在衰老过程中，肾脏会经历一系列进行性的功能衰退，并伴随着宏观和微观组织学变化。

研究显示，从30岁到80岁，肾脏重量以每年10%的比例逐年下降，这意味着老年人的肾脏功能会相应地下降。虽然衰老本身不会导致肾脏损伤，但与正常衰老过程相关的生理变化可能会损害肾脏的修复能力。由于肾脏是身体的"过滤器"，这种功能下降可能导致废物和液体在体内积聚。有些肾功能减退严重的老年患者就会出现下肢水肿、血压增高、贫血、骨质疏松，以及尿量减少等症状，从而容易患上急性肾病、慢性肾病和其他肾脏疾病。

此外，老年人普遍存在的多药联合治疗也可能增加药物在肾脏中的积聚，从而增加肾脏损伤的风险。

随着年龄的增长，老年人的肾脏会发生一系列生理变化。

肾小球滤过率会明显下降。肾脏就像是我们身体内的"净化工厂"，负责过滤血液，清除其中的废物和多余的水分，形成尿液排出体外。然而，随着年龄的增长，这个"净化工厂"的工作效率会逐渐降低。工厂内有些机器开始老化，它的运转速度和能力都会有所下降。肾小球是肾脏中负责过滤血液的重要结构，其滤过率的下降意味着肾脏清除废物和多余水分的能力减弱。

肾血流量会减少，影响肾脏对营养和氧气的供应。肾小管功能下降，导致尿液浓缩和稀释能力减弱，以及电解质平衡失调等问题。肾血管结构也会发生改变，如动脉硬化等，进一步影响肾脏的血流和功能。

对于老年人来说，保护肾脏健康尤为重要。老年人应该定期进行肾功能检查，及时发现并处理肾脏问题。同时，保持良好的生活习惯和饮食习惯也有助于延缓肾脏功能的下降。例如，保持充足的睡眠、避免过度劳累、减少盐分的摄入、适量摄入优质蛋白质等都对肾脏健康有益。

10. 选择全身麻醉还是半身麻醉

> 80岁的吴老伯在公园散步时，不小心摔了一跤，导致下肢疼痛明显。到医院就诊时，被诊断为"左股骨颈骨折"。骨科医生建议他进行外科手术治疗，然而在选择麻醉方式时，吴老伯心里却打起了鼓。骨科医生和麻醉医生建议他选择全身麻醉，而吴老伯对麻醉方式的选择一无所知。他只是知道，自己年轻时曾经做过阑尾炎手术，当时是半身麻醉。那么，对于这个股骨骨折的手术，吴老伯应该选择什么麻醉呢？

随着人口老龄化加剧，老年患者在手术中所占比例逐渐增加。麻醉作为手术过程中不可或缺的一部分，对于老年患者而言，选择合适的麻醉方式至关重要。如何选择更适合老年患者的麻醉方式，首先要了解影响麻醉药与麻醉技术的老年人相关生理变化，以及老年人的围手术期最佳麻醉管理。

全身麻醉和半身麻醉是常见的两种麻醉方式。全身麻醉是指通过药物使患者意识消失、全身肌肉松弛，从而达到无痛的目的。半身麻醉又称硬膜外麻醉，是指在硬膜外腔内注入麻醉药，使身体的一半失去感觉。

在选择麻醉方式时，应根据患者具体情况、手术类型、患者意愿及麻醉风险等因素综合考虑。在实际临床操作中，麻醉医生会根据患者具体情况，为患者制订最合适的麻醉方案。

老年患者进行全身麻醉或半身麻醉的优势和风险

	优 势	风 险
全身麻醉	麻醉效果确切，能有效缓解手术过程中的疼痛（对于骨折患者，可以在麻醉后再搬动摆放体位，减少疼痛刺激）	老年患者呼吸功能减退，特别是有呼吸系统慢性疾病的老年人，呼吸功能储备差，全身麻醉可能导致呼吸抑制，严重时可危及生命
	肌肉松弛良好，有利于手术操作	可能导致血压下降、心律失常等循环系统问题。对有心衰病史的患者，术后镇痛不足易诱发心衰发作
	患者在麻醉过程中不会产生恐惧和焦虑，有利于术后恢复	部分老年患者在全身麻醉后可能出现认知功能障碍，表现为记忆力减退、注意力不集中等
半身麻醉	麻醉药对心脏和呼吸系统的影响较小，降低了呼吸、循环系统风险	麻醉药可能扩散至全身，导致全身麻醉
	麻醉效果较好，能有效缓解手术过程中的疼痛	硬膜外麻醉可能导致神经损伤、硬膜外血肿等并发症
	术后认知功能障碍发生率较低	部分患者可能出现低血压、恶心、呕吐等不良反应
		随着老年患者关节病变及脊柱老化，可能存在穿刺困难，有失败风险

老年人常见病治疗时的麻醉须知

Two 二

11. 有室性早搏，做手术危险吗

> 王老伯因"胃肿瘤"被收入院，术前检查的时候发现他有频发室性早搏。他的儿子小王在术前谈话时问了麻醉医生一个问题："我爸爸有室性早搏，手术危险吗？"

室性期前收缩（VPC）又称为室性早搏，简称室早，是早搏的一种。室性早搏在临床上是一种很常见的心率失常，主要是心脏中的心室自发提前收缩的现象，在各个年龄段均会遇到，通常有病理性室性早搏（器质性心脏病），功能性室性早搏（无器质性心脏病）。室早发生在正常心跳之前，最常见的症状是心悸，也就是心慌或"停跳"感。自触脉搏会感觉跳动不整齐。

在麻醉的术前相关检查及术中心电监护中，室性早搏几乎是最常见的，麻醉医生会在术前从专业的角度判断室性早搏是病理性的

室性早搏的分类

室性早搏	根据发生的频率	偶发性（小于5次/分钟，或24小时动态心电图小于7 200个）
		频发性（大于5次/分钟，或24小时动态心电图大于7 200个）
	根据发生的原因	功能性（良性心律失常，多因长期熬夜、劳累、精神紧张引起）
		病理性（指由某些疾病或病理状态引起的早搏现象，如心肌炎、冠心病、风湿性心脏病、甲亢性心脏病、二尖瓣脱垂及洋地黄中毒等。这些疾病或病理状态可能导致心脏电传导系统的异常，从而引发早搏）
	根据形态与起源部位	多形性室早提示室内传导的不同通路；多源性室早代表不同的心室兴奋起源点，多形性与多源性均提示病理性

还是功能性的，识别室性早搏的严重程度及风险，并在术前做出评估及判断是否需要治疗，在术中进行麻醉管理，积极干预，保障患者的安全。

频发室早会影响心脏的舒缩功能，其长时期发作可能会诱发心律失常相关的心肌病。对于这些患者，术前应积极完善心脏彩超、24小时动态心电图等检查，并进行术前干预治疗。

通常，室性早搏患者术前需要进行心电图（ECG）检查，如果术前ECG提示频发室早，建议患者做动态心电图及心脏彩超检查。再结合患者的临床情况，包括有无器质性心脏病、心功能状况、存在心肌缺血与否进行综合分析是否需要治疗，必要时会与主治医生和心内科医生共同会诊。

室早患者术前存在左心室收缩功能下降或心室容量增加，无症状也要高度重视，尤其对于室早＞10 000次/24小时的患者，术前应积极治疗。需要治疗的患者在心内科指导下进行药物治疗，主要药物包括β受体阻滞剂，不建议长期使用其他的抗心律失常药。如果症状明显或室早频发，而且药物治疗效果不佳，可以术前选择局麻下微创导管消融手术治疗。

对于存在室性早搏的患者，应遵循医嘱避免过度的精神压力和身体负荷，保持良好的睡眠习惯，必要时进行相应的专科治疗后再进行术前评估。麻醉医生会评估患者的室早分型，以及手术风险，结合患者自身情况制订合理的术前管理方案，在术中进行合理的麻醉管理，保障患者围手术期安全。

12. 有房颤好多年了，做手术危险吗

> 老李在情绪激动时容易出现心慌，休息后心慌的感觉会自行消失，自己就没在意。这次老李又在情绪激动后感觉到心慌，但休息后心慌并没有像以往那样消失，于是他在女儿陪同下去医院检查，确诊是房颤。经过和心内科医生讨论，决定接受心内科的房颤射频消融手术。由于手术时间比较长，于是医生决定采用全身麻醉下进行房颤射频消融手术。术前访视时，老李女儿对麻醉医生表示担心："医生，我爸爸这个介入下房颤射频消融手术危险吗？"

我们的心脏每一分每一秒都在努力地跳动着，每一次搏动都强劲有力。正常情况下，心脏的跳动是有规律的，心跳间隔的时间都是相等的，这称为正常心跳节律。成年人每分钟心跳在 60～100 次，在平时假如成人安静时每分钟心跳超过了 100 次，医学上称为心动过速；少于 60 次的，则是心动过缓。劳动时的心率比安静时的要快些，女性的心率比男性的快些，孩子的心率比成年人的快些，新生儿的心率可以达到 150 次/分。

心房颤动（简称房颤）是一种常见的快速心律失常，60 岁以上的人有 1% 出现房颤，随着年龄增长发生率成倍增加，其中无器质性心脏病患者占 3%～11%。研究发现，房颤患者的死亡率较无房颤者高 1.5～1.9 倍。房颤的发生与年龄和基础疾病类型有关，高血压是最易并发房颤的心血管疾病，房颤患者发生栓塞性并发症的风险明显增加。

麻醉医生为了缓解患者术前的紧张和焦虑情绪，必须给患者及家属做好相关麻醉风险评估和讲解工作：首先，必须明确的是选择全身麻醉进行手术本身就存在一定的风险，但麻醉也是保命的底线，

麻醉医生会用尽毕生所学为患者的手术保驾护航；其次，评估患者自身体质情况，如患者平素活动耐量情况，可以从侧面评估下患者的心肺功能；最后，还有实验室检查，各项生化、血象检查。房颤患者一定要做心电图和心脏超声检查来评估患者的静息状态下的心脏功能。

评估房颤患者的麻醉和手术风险需要综合考虑患者的房颤病史、药物治疗效果、栓塞病史及心脏超声检查结果等多个方面。

（1）房颤时间长短

房颤持续时间越长，患者形成心脏血栓的风险越高，因为房颤会导致心脏内的血液流动变得不规律，容易在心脏壁上形成血栓。

（2）药物治疗

如抗凝血药（如华法林、新型口服抗凝药等）和控制心率药（如β受体阻滞剂、钙通道阻滞剂等）的药物治疗对于降低血栓风险和维持心率稳定至关重要。患者在接受手术前应确保药物治疗方案得到有效执行，并评估其效果。

（3）是否有栓塞病史

询问患者是否有过脑梗或其他栓塞事件的历史，这对于评估患者的整体风险和制订麻醉计划至关重要。有栓塞病史的患者在麻醉和手术过程中需要更加密切的监测和管理。

（4）心脏超声检查

心脏超声是评估心脏结构和功能的重要工具，可以检测心脏内是否存在血栓或其他异物。术前心脏超声检查对于排除心脏血栓具有重要意义，但并不能完全保证术中不会形成新的血栓。

因此，在手术和麻醉过程中需要使用精密的监测设备，持续监测患者的生命体征，包括心率、血压、血氧饱和度等，每分每秒观察心电图的变化，以及瞳孔改变和术后苏醒状况，密切监测患者的生命体征，确保血流动力学稳定，减少血栓脱落和栓塞的风险。术后患者应继续接受密切的监测和护理，以确保没有发生新的栓塞事件或其他并发症。药物治疗方案会根据患者的具体情况进行调整，以确保最佳的抗凝效果和心率控制。

房颤患者由于心脏的器质性改变，对手术电刺激和麻醉药的反应可能更加敏感，在手术和麻醉过程中可能面临的恶性心律失常、心脏骤停等严重风险，增加了术中不良事件的风险。对此，麻醉医生会在密切监测以便及时发现任何恶性心律失常的迹象的同时，与手术医生保持联动，建立紧密的沟通机制，确保在手术过程中能够迅速响应任何突发情况。在进行电刺激操作前，麻醉医生应与手术医生共同评估患者的风险，并制订相应的应急计划。麻醉医生会根据患者的具体情况和术中生命体征的变化，及时调整麻醉药的种类和剂量。手术医生也会考虑调整手术操作的方式和节奏，以减少对患者心脏的刺激。

术后，麻醉医生也会与病房医生进行充分交接，确保患者得到连续、高质量的医疗服务。通过这些措施的实施，可以最大限度地降低患者术中不良事件的风险，确保患者的生命安全。

房颤患者接受全麻心脏射频消融手术是麻醉科遇到越来越多的一类常规手术。麻醉医生需要时刻关注患者术前、术中和术后的生命体征变化，尤其术中进行射频消融刺激时，极易发生一些不良的心律失常问题甚至心脏骤停。麻醉管理就需要做到及时发现问题并处理问题，也需要和台上手术医生时刻保持密切配合，为患者的手术安全和生命安全站好麻醉岗。

另外，若房颤患者接受其他类型的手术，在综合评估患者的一般情况后需要更多地关注患者血栓形成和栓塞状况、心超和心电图心室率状况，并且加强患者术中的麻醉管理和术后的复苏监护管理，做到有问题早发现，早处理。

13. 放好冠脉支架2个月能做胆囊切除手术吗

冠心病是一种心血管疾病，是由于多种因素，如动脉粥样硬化、血栓形成、血管炎症等造成的冠状动脉的狭窄或堵塞。临床上治疗冠心病的常见且有效的方法是在狭窄的冠状动脉处放置支架。支架可以扩张狭窄的血管，从而恢复心脏的血液供应。这样心脏就能获取更多的氧气和营养，有助于改善患者的症状和预后。

对于冠心病患者来说，任何手术都需要谨慎对待。特别是在放置冠脉支架之后的几个月内，患者的心血管状态可能仍处在不稳定期。手术和麻醉过程可能会对心血管系统产生额外的负担，冠心病患者更容易增加心脏事件的风险。

在放置冠脉支架之后的几个月内，患者的心血管系统可能还在适应新的血流状态，因此更容易出现波动和不稳定。手术和麻醉过程本身就可能对心血管系统产生额外的负担，比如麻醉药的使用、手术中的应激反应等都可能影响心脏的功能，使患者面临更高的心脏事件风险，如心律失常、心绞痛，甚至心肌梗死等。

因此，在这个时期需要更加注意心血管系统的变化，患者及家属做到及时与医生沟通任何不适或异常症状。同时，积极配合医生的治疗和管理建议，以降低心脏事件的风险并促进康复。

对于短期内做过冠脉支架手术的患者，术前需要重点、全面评估患者的一般情况：了解植入支架前是否发生急性心梗，有无存在心肌梗死或室壁瘤，是很重要的参考因素；日常的活动耐量可以较好地反应患者的心肺功能情况；心电图、心脏彩超等检查也可以良好地反映心脏功能和冠状动脉是否仍有狭窄情况。

如果患者近期仍发生过心梗或存在高危因素，非限期手术应延迟至至少6个月以后。还要看患者的是否为高龄，有无心衰病史，有无合并肾脏疾病，是否有贫血等。这些因素与冠心病患者行择期手术的风险同样密切相关。

一般来说，应当等心脏支架和冠脉的内膜稳定后再行手术。内膜是否稳定和心脏支架的类型密切相关。金属裸支架植入后30天内，或药物洗脱支架植入后12个月内，应尽量推迟或择期做非心脏手术，以确保植入支架的血管充分愈合，以减少手术期间和术后的心血管风险。

尽管有一些研究认为药物洗脱支架植入后3~6个月或更长时间内进行手术可能是安全的，但目前的指南并不推荐。对于药物洗脱支架植入6个月或更久的患者，外科医师和麻醉医生在对"时间"这一变量进行考虑的同时，必须明确进一步延迟手术给患者带来的风险是否会大于心肌梗死和支架血栓形成的预期风险。

特别提醒

胆囊切除手术属于风险较低的手术，一般出血也很少，相对来说手术因素诱发冠心病的风险相对较低。对于同时有多种疾病的患者，医生通常会建立多学科团队进行疑难病例讨论，包括心外科、心内科、普外科、麻醉科等，共同制订最佳的治疗方案。针对心血管疾病患者，医生会选择合适的麻醉药和技术，以确保在手术期间维持良好的心血管功能。包括实时监测有创动脉血压、心率、中心静脉压，甚至是心输出量等生命体征，并及时调整麻醉深度。手术结束后，麻醉医生也会继续监护患者的生命体征，确保他们安全地苏醒过来，并及时处理任何可能出现的并发症。如果医生认为手术后即刻拔管会有较高的心血管事件发生风险，会建议先带管去重症监护室一两天，等较为稳妥了再行拔管，从而最大限度地降低不良事件的发生风险。

冠心病患者进行胆囊切除手术是可能的，但需要仔细权衡利弊，综合考虑患者的心血管状态、支架类型、术前用药、胆囊疾病的严重程度及手术的风险。在麻醉医生和外科团队的密切监护下进行，医生将致力于确保手术过程的安全性和顺利性，以及患者术后的良好恢复。

冠心病放支架的患者通常会服用抗血小板药，这些药物同样可能引起手术风险的增加。如果是阿司匹林，像胆囊切除这种出血风险较低的手术，围手术期建议继续服用，且手术后尽早恢复抗血小板治疗。如果服用的是氯吡格雷，则建议在术前停用 5 天；如果服用的是替格瑞洛，建议术前停用 3 天。如果是阿司匹林和氯吡格雷双抗治疗，则建议术前继续服用阿司匹林，停用氯吡格雷。

当然，能否手术也取决于胆囊疾病本身的情况。胆囊切除手术大部分情况下都是择期手术，但如果胆囊问题导致了严重的症状或并发症，比如胆囊炎引起了严重的全身炎症反应，例如脓毒症；或是胆囊穿孔等引发腹腔感染，引发脓毒症，例如血压明显降低，甚至昏迷等，那么肯定需要紧急手术来解决这些可能威胁生命的问题，不管患者是有冠心病还是其他严重的疾病，都应该先解决威胁生命的胆囊问题。

14. 换过心脏瓣膜能接受麻醉吗

> 同事们发现最近几天晓丽变得忧心忡忡，经常上网查找麻醉相关资料，一问才知道原来她远在老家的妈妈因阑尾炎需要手术治疗。阑尾切除手术不算大手术，而且晓丽的妈妈才 56 岁，同事们很不解为什么她会如此担心？细问下才得知，原来晓丽的妈妈两年前做过心脏瓣膜置换术，一直服用抗凝药。晓丽的心中充满疑问：我妈妈换过心脏瓣膜，能上麻醉吗？

心脏瓣膜置换术是一种常见的心脏手术，用于治疗严重的心脏瓣膜疾病，可以显著改善患者的生活质量和预期寿命。然而，对于已经接受过心脏瓣膜置换术的患者来说，是否可以再次接受麻醉，以及麻醉的安全性如何，是麻醉医生在临床工作中经常被问及的一个重要问题。

对于已经接受过心脏瓣膜置换术的患者来说，再次接受麻醉的风险主要取决于以下几个因素。

（1）患者的年龄和整体健康状况

随着年龄的增大，身体各器官的储备能力随之下降，故而应对手术及麻醉打击的能力下降，麻醉风险相应增加。当患者存在其他健康问题时，如糖尿病、高血压、呼吸系统疾病等，再次接受麻醉的风险也会增加，积极治疗此类系统疾病，使患者调整到自身最佳健康状况对于降低麻醉风险非常重要。

（2）患者目前的心脏功能情况

如果患者的心脏功能已经严重受损，再次接受麻醉会增加心脏相关并发症的风险。因此术前进行详细的心功能评估变得尤为重要。目前临床上进行心功能评估的方法很多。比较常见的检查项目有心电图、心脏超声和心肌酶，心电图可以筛查有无心律失常，心脏超声可以评估心脏的舒缩功能和心脏瓣膜的工作状态，甚至心脏内血栓的形成，心肌酶可以诊断心肌损伤和心脏衰竭情况。另外，患者的症状和体征也是术前评估的重点，静息或活动后胸闷气短、下肢水肿等都是心功能不佳的表现，术前应积极改善心脏功能，不可贸然手术。

（3）患者目前服用的药物

心脏瓣膜置换使用的心脏瓣膜对于身体来说是异物，术后为了预防血栓的形成，患者需要长期服用抗凝药，减少血栓形成的风险。目前心脏瓣膜置换术一般使用的心脏瓣膜有机械瓣膜和生物瓣膜两种。如果使用的是机械瓣膜，患者需要终身服用抗凝药，并且不可以私自停药，否则一旦形成血栓，可能会危及生命。如果使用的是生物瓣膜，虽然血栓风险相对较低，但术后仍需连续服用抗凝药6个月，以确保瓣膜功能的稳定和减少血栓形成的可能性。

术前服用抗凝药会增加术中止血的难度和术后出血的风险，术前应完善一系列凝血功能检查，根据情况停用抗凝药或更换成短效抗凝药。不同抗凝药的停药时间也是不同的，华法林、阿司匹林和氯吡格雷需要停用6～10天，而利伐沙班只需停1～2天。

（4）手术的紧急程度

如果手术紧急，则无法进行完善的术前评估和准备，会大大增加手术和麻醉的风险。而如果患者打算进行择期手术，应尽可能调整患者的基本情况和心脏功能，使患者处于最佳状态，以应对手术及麻醉。因此，进行一系列的检查与评估是必须的，必要时可采取相应的治疗手段。

> **特别提醒**
>
> 接受过心脏瓣膜置换术的患者是可以再次接受麻醉的，但其安全性如何是需要根据患者的具体情况来决定的。麻醉医生会根据患者的年龄、健康状况、心脏功能、手术的紧急程度等因素来决定是否进行再次麻醉。同时，医生会密切监测患者的心脏状况，选择对心功能影响较小的麻醉药和麻醉方式以确保麻醉的安全性。对于患者及家属来说，应选择专业的医院和医生，对医学知识有一定的了解，更重要的是要信任医生，相信他们的专业判断和决策。

15. 安装了心脏起搏器，能麻醉吗

心脏起搏器是一种小型的电子设备，植入患者的胸部，通过电极与心脏连接。当心脏的自然节律发生异常或不规律时，心脏起搏器会发出电信号，刺激心脏肌肉，使其跳动得更加有规律和有力。这种装置对于许多心律失常患者来说是一种重要的治疗方式，可以大大改善他们的生活质量。然而，在接受心脏起搏器植入手术时，患者和家属往往会面临一个重要的选择：采用全身麻醉还是局部麻醉。

这两种麻醉方式各有优劣，适用于不同的情况。这取决于医生的建议及患者的情况。全身麻醉是一种让患者完全处于无意识状态的麻醉方式，患者在手术过程中不会有任何意识感知，感觉不到疼痛。这种麻醉方式通常用于手术比较复杂、时间较长，或者患者对手术过程有较大的焦虑和恐惧的情况下。局部麻醉是一种只在手术部位施加麻醉药的麻醉方式。患者在手术过程中保持清醒，但不会感到疼痛。这种麻醉方式适用于手术比较简单、时间较短，或者患者对麻醉药有不良反应风险较大的情况下。

在选择心脏起搏器手术的麻醉方式时，医生会根据患者的具体情况和手术的需求进行综合考虑。如果患者的身体健康状况良好，没有其他严重的健康问题，可能更适合选择局部麻醉。因为局部麻醉对身体的影响较小，恢复较快。如果手术比较复杂，需要更长的手术时间，可能更倾向于选择全身麻醉，以确保手术过程的顺利进行。最终的选择还取决于患者的个人意愿和对麻醉方式的接受程度。患者应该与医生进行充分沟通，共同决定最合适的麻醉方式。

如果患者本人非常害怕疼痛，且对于手术有较大的恐惧心理，建议还是选择在全身麻醉下进行心脏起搏器的植入手术。全身麻醉可以让患者在手术过程中完全失去意识，不会感受到任何疼痛，可以帮助减轻患者的焦虑和紧张情绪，医生可以更好地控制手术过程，确保手术的安全和成功。尽管全身麻醉可能会增加一些风险和费用，

但对于害怕疼痛和手术恐惧的患者来说，选择全身麻醉可以得到更好的手术体验和更快的康复。

同时，全身麻醉也有一些注意事项需要考虑。患者在接受全身麻醉前，通常需要进行一些相关的检查和评估，以确保没有潜在的麻醉风险。术前医生会向患者详细解释全身麻醉的过程和可能的风险，并征得患者的同意。术后，患者可能会感觉头昏、乏力等不适症状，需要在医生的指导下逐渐恢复。

无论是全身麻醉还是局部麻醉，心脏起搏器手术的实施过程都需要精心准备和专业操作。在全身麻醉下，患者会在手术前接受一些药物，进入深度睡眠状态。医生会在患者的呼吸道上插入气管导管，以确保气道通畅，然后将全身麻醉药输送到患者体内，使其保持麻醉状态。在局部麻醉下，医生会在手术部位周围注射麻醉药，使患者在手术过程中不会感到疼痛。患者保持清醒状态，可以与医生进行交流，但不会感受到手术过程的疼痛。

特别提醒

无论患者选择了全身麻醉还是局部麻醉，心脏起搏器手术后都需要注意一些后续事项，以确保手术效果和患者的健康。患者术后需要在医院观察一段时间，确保身体恢复正常。患者术后需要遵医嘱进行正确的伤口护理，预防感染和并发症的发生。患者需要定期到医院复查心脏起搏器的功能和电池状态，以确保其正常运行。

心脏起搏器手术是一项重要的治疗方式，选择合适的麻醉方式对于手术的顺利进行和患者的安全至关重要。在决定麻醉方式时，患者和医生应该充分沟通，根据患者的具体情况和手术的需求进行综合考虑。

16. 装过心脏起搏器还能不能做手术

植入心脏起搏器的患者日常生活几乎完全不受影响，可以正常使用微波炉、电视机、手机、平板电脑等；如果出行的话，乘坐飞机、高铁、磁悬浮列车等也是完全没有问题的。但需要注意的是，在植入起搏器术后的3个月内禁止剧烈活动植入侧的上肢；而在愈合3个月后，可以进行适当强度的慢跑、爬山、游泳，但还应避免参加需要剧烈活动上肢的运动，包括打网球、篮球等活动。

常规的B超、CT、X线等检查是不会对起搏器产生影响的，可以放心检查。但是，MRI因其具有强大的磁场，可能会干扰到起搏器的正常工作，因此一般是不可以做的。值得注意的是，随着医疗技术的不断发展，现在已经有可以兼容MRI的起搏系统，可以安全地进行MRI检查。患者需要对自己安装的起搏器有进一步的了解，并且在相应的检查前告知医生，以免发生不良事件。

心脏起搏器本身和外科手术是没有冲突的，植入心脏起搏器的患者可以正常进行外科手术，而且心脏起搏器本身还能够为外科手术起到保驾护航的作用。此外，绝大部分手术需要在麻醉状态下进行，目前常用的麻醉药可能会抑制患者的心肺功能，引发患者出现心律失常，比如早搏等。如果患者术前已经植入了心脏起搏器，那么在起搏器的保护下，反而会使得患者在围手术期更加安全。

但是，一些特殊类型的手术如心脏射频消融术、体外冲击波碎石术等，需要注意手术操作是否会影响起搏器的功能，必要时请电生理医生会诊。另外，还要考虑起搏器植入部位对手术位置是否会存在干扰的风险，总的来说，手术部位离起搏器越远，干扰的风险也就越小；如果靠的位置比较近的话，建议还是需要专科的医生进一步会诊评估，并且根据患者的情况必要时对起搏器进行模式的调整。

安装起搏器的患者在接受外科手术前就诊时需主动告知医生，并且尽可能详尽地告知关于起搏器的相关信息，比如植入起搏器的原因、时间、型号、电池寿命、功能等，最好是能找到当时植入起搏器的相关的医疗文书。必要时需要去相关专业科室进行就诊或者邀请相关科室进行会诊，进一步判断当前起搏器的功能。

在手术过程中，医生需要注意围手术期使用的技术和设备是否会对起搏器产生影响，尤其是电凝、电刀、射频消融等的干扰。术中比较常用的电刀可以有助于减少伤口出血，并且精确地避免损伤周围组织，提高手术安全性和节省手术时间。目前临床上常用的外科电刀分为单极和双极。单极电刀的电流环路较大，电流可能向全身扩散，对起搏器的功能产生严重影响，甚至损坏起搏器。在手术过程中，应尽量避免使用单极电刀，特别是当电刀头需要靠近起搏器时。当使用电刀时，起搏器可能会将电刀发出的电信号误判为是心脏的电信号，认为心脏正在跳动而不需要发放起搏信号，结果可能会导致出现心动过缓甚至停搏。如果必须使用单极电刀，应确保电刀远离起搏器 15 厘米以上，并尽可能缩短使用时间，使用低能量切割。双极电刀的电流环路较小，仅在两个笔状头之间流动，不经过人体，因此对起搏器的干扰非常小。在使用双极电刀时，只要保持适当的距离（通常也是 15 厘米以上），一般不会影响起搏器的功能。

特别提醒

医生需尽可能地选择对起搏器影响较小的设备，避免因设备干扰而造成起搏器功能异常而出现不良事件。在电刀使用过程中，心电图监测可能会受到干扰而丧失作用，因此不能完全依赖心电图来判断起搏器的功能状态。确定起搏功能是否受到抑制的最好办法是用手搭患者的脉搏，或者用胸前或食管听诊器听诊，通过脉氧监测或测量血压来判断。对于依赖起搏器的患者，在手术前应对起搏器进行程控设置，以应对可能的电磁干扰。例如将起搏器程控为非同步固定频率起搏模式。

17. 超声提示颈动脉斑块，麻醉有风险吗

颈动脉是位于颈部两侧的动脉血管，其管径较小，在颈部还有一个分叉。因此颈动脉比一般的大动脉要承受较多的压力，产生斑块的概率也相对较高。颈动脉斑块属于老年性病变，是人体衰老的表现之一。颈动脉斑块分为稳定型斑块和不稳定型斑块，大部分颈动脉斑块属于稳定型斑块。

一般情况下，患者在手术前都会完善相关的化验及检查。特别是老年患者，术前还会有血管超声的检查，老年患者超声报告基本上都会显示颈动脉斑块。颈动脉斑块会对身体的健康带来两方面的危害和风险。颈动脉斑块会导致颈部血管狭窄，而影响头面部及大脑的血供。一般情况下，如果斑块导致颈动脉狭窄的程度超过50%，大脑的供血会受到影响，可能会引起脑供血不足，引发头晕等症状，长期供血不足会影响大脑健康，加速老年痴呆进程。另一方面的风险在于如果不稳定型斑块在某些情况下出现破裂，随血流进入脑血管则引起堵塞，会产生梗死性的脑卒中，俗称"中风"。这种由于颈动脉斑块导致的脑血管风险事件是缺血性脑卒中的主要风险因素之一，严重时会危及生命。

颈动脉斑块内新生血管是评价斑块易损性的重要特征之一，可以通过超声造影技术来评估。斑块内新生的血管越丰富，斑块就越不稳定，容易发生破裂出血。若颈动脉斑块为稳定型斑块，对于一般的小手术来讲，麻醉风险较小。若为不稳定型斑块，围手术期发生脑血管意外风险较大。麻醉风险与手术类型也有关系，若手术本身为颈动脉内膜剥脱术或血管相关手术，则围手术期发生脑梗的风险较大。另外，若患者高龄且手术部位可行神经阻滞或半身麻醉，可根据情况选择麻醉方式。

麻醉医生会根据患者的年龄、病史、心肺功能、术前检查、手术类型，评估颈动脉斑块对于麻醉的风险，一般会对患者进行ASA

分级（Ⅰ-Ⅴ级），分级越高，麻醉风险越大。评估颈动脉斑块对于麻醉的风险是一个综合性的判断，需要综合考虑患者的个体情况，一般会结合以下几个方面。

- 病史：既往是否有高血压、高血脂、糖尿病、心脏病等，以及是否有过脑卒中或其他心血管疾病的病史。
- 体格检查：听诊心脏和肺部，评估一般情况。
- 血管超声检查：建议行颈部血管超声、磁共振等影像学检查，以评估颈动脉斑块的程度和位置，根据检查结果评估颈动脉斑块的严重程度、是否有血栓形成或狭窄等情况。

颈动脉斑块的风险是可以预防的，改善颈动脉斑块要做好这三点。

（1）改变生活方式

健康的生活方式是控制疾病的基础，很多人却难以做到或者忽视。平时饮食要低盐、低脂、低糖，加强有氧运动。避免熬夜，戒烟戒酒，避免焦虑，抑郁等负面情绪影响都可改善动脉粥样硬化。

（2）控制血压、血糖、血脂

糖尿病、高血压都是促进动脉粥样硬化的重要风险因素，如果本身就有这些慢性疾病的人发现颈动脉斑块以后就应该控制血压、血糖的稳定。对于高血压患者来说，将血压控制在130/80毫米汞柱是比较理想的水平；年龄稍微大一些的患者可以酌情将血压控制在140/90毫米汞柱。对于血糖的控制要严格，糖尿病患者要严格控制糖化血红蛋白在7毫摩/升左右。

控制好血脂的各项指标是控制颈动脉斑块进展的关键。特别是低密度脂蛋白胆固醇，避免过高。对于颈动脉斑块是否需要服用他汀类这个药物的问题，并不是所有的颈动脉斑块都需要服用药物控制，首先可以从生活习惯上做出改变，其次是服用他汀类药物，需要定期监测肝肾功能。

（3）定期复查

对于不稳定的斑块、动脉狭窄超过50%，发生心脑血管事件风险较大。对于稳定型斑块，而且如果患者没有高血压、糖尿病、高血脂这些慢性风险因素的影响，就不必过于担心。

18. 腹主动脉瘤手术的麻醉风险大吗

腹主动脉瘤是主动脉瘤的一种特殊类型，是会严重危及生命的最常见的动脉瘤，约占主动脉瘤的95%。提到腹主动脉瘤，有的患者会错误地认为腹主动脉瘤是腹主动脉上的"肿瘤"。实际上，腹主动脉瘤是一段腹主动脉直径明显扩张，看起来就像一个"瘤"，就像气球被空气吹大，而腹主动脉是被血液撑大。大多数医师认为腹主动脉直径超过3厘米时，可以诊断为腹主动脉瘤。

腹主动脉瘤犹如定时炸弹，一旦破裂势必会引起大出血，总体死亡率为85%~95%，是血管外科的危急重症。突然出现的腹痛往往是动脉瘤破裂的先兆，其疼痛多数位于腰背部。

长期高血压、高血脂者，动脉硬化者，有家族性动脉瘤史者或者遗传疾病者（如马凡综合征、埃迪综合征），长期吸烟者的动脉瘤破裂风险更高。

腹主动脉瘤形成的原因

内因	包括动脉硬化、炎症、感染等
外因	首先是腹主动脉内部流动的动脉血所产生的动脉血压。腹腔压力过大，比如长期便秘、排尿困难导致腹腔压力持续升高；其次是腹腔对腹主动脉管壁产生的外在压力。压力不稳定，比如反复咳嗽导致腹腔压力剧烈变化，也会从腹主动脉的外部产生压力，进而影响管壁结构，导致腹主动脉瘤的形成

多数腹主动脉瘤的患者难以觉察，其搏动性肿块是最显著的症状。90%的腹主动脉瘤患者在早期没有感到明显不适，部分患者可以在自己肚脐周围摸到一个与心跳频率一致的、压痛不明显的搏动性肿块，这可能是最早出现的"线索"。

腹主动脉瘤会产生一些局部压迫症状，严重者会影响日常生活，巨大的腹主动脉瘤如果压迫下腔静脉，将导致下肢静脉回流不畅，进而引起下肢水肿。如果压迫肠道，会引起腹胀、恶心、呕吐、排便困难等肠梗阻的症状。如果压迫肾盂、输尿管等，会引起排尿困难等泌尿系统梗阻的症状。腹主动脉瘤的另一大危害即容易形成附壁血栓，血栓一旦脱落，会随着血流顺势进入下游，堵塞下肢动脉。患者就会突然出现下肢疼痛、麻木、皮肤发凉、感觉异常、摸不到下肢动脉搏动等急性下肢缺血的症状。

腹部超声是腹主动脉瘤首选的定性诊断及随访手段，可初步筛查出腹主动脉瘤。CT血管成像（CTA）能提供准确、全面的信息，是定量诊断的最佳方法。腹主动脉磁共振血管成像（MRA）能在对肾功能损伤极小的情况下，效果接近CTA，尤其对碘造影剂过敏或者肾功能较差的患者，是一个合适的选择。

如果患者出现了腹痛等症状；或者无症状，但是动脉瘤的直径≥5.5厘米；或者无症状，但动脉瘤的直径＞4厘米，且每年增长＞1厘米，则需要手术治疗了。

（1）开放式外科手术治疗

即用人工血管替换主动脉膨大的部分。人工血管由一种特殊的织物制成，医生会将其缝合在恰当位置。血液可正常流经人工血管而不受影响。虽然短期来看开放手术的风险更大，但却是能永久修复腹主动脉瘤的方式。然而考虑手术创伤大、时间长，为确保手术过程中患者的完全无痛和肌肉松弛多选择全身麻醉。但与此同时也带来了更高的麻醉风险，如气管插管引起的喉部损伤、麻醉药过量导致的呼吸循环抑制等。

（2）腔内介入支架治疗

医生在患者大腿根部的血管上做个切口，并插进预先准备好的血管支架。然后，医生会将支架向上推进至主动脉膨大部位，并在那里打开它。之后的血液只会从支架中流过。短期来看，介入手术治疗的风险更小，但支架可能会发生移位，需要进行固定（固定的操作通常比初次的支架置入简单）。这种手术方式相对而言创伤更小，麻醉方式多选择局部麻醉或全身麻醉。局部麻醉对患者全身情况影响较小，全身麻醉的患者舒适度更高，但全身麻醉可能带来更高的麻醉风险，如循环波动可能加重病情，导致腹主动脉瘤的破裂等。然而，由于腔内介入手术创伤小、恢复快，因此总体麻醉风险相对较低。

特别提醒

腹主动脉瘤的麻醉风险是多方面的且因人而异。腹主动脉瘤患者很多伴有先前存在的冠状动脉疾病、充血性心力衰竭、肺疾病、糖尿病，高龄等，可能增加手术风险。为了降低麻醉风险并确保手术成功，医生应在术前进行充分的评估和准备，并根据患者的具体情况选择合适的麻醉方式和手术方案。同时加强术中和术后的监测和护理也是降低麻醉风险的重要措施之一。

19. 老年痴呆患者能进行麻醉吗

随着中国人口老龄化的加剧，痴呆的发生率逐年增高。有研究显示中国老年期痴呆患病率为5.3%，也就是说每100名60～89周岁的老年人中约有5.3人患有此病。老年期痴呆因其不可逆的中枢神经系统进行性退化，许多患者及其家属会对手术，特别是麻醉，提出一些疑虑。就像术前访视时，麻醉医生常常会被提问："老年痴呆了还能不能上麻醉？"或者"麻醉后会加重老年痴呆吗？"

老年期痴呆的发生不仅给老年人带去痛苦，如从记忆的退化到最后自理能力的丧失，让老年人的生活失去了质量和尊严，同时给家人带去了许多痛苦和难题。老年期痴呆是指老年期所有可导致痴呆的疾病，不光指阿尔茨海默病（AD），还包括血管性痴呆（高血压、糖尿病等引发）、混合性痴呆、路易体痴呆、额颞叶痴呆等。由于其中约60%为阿尔茨海默病，且因阿尔茨海默病发病多与年龄高度相关，因此通常情况下大家会以阿尔茨海默病代指老年痴呆。

阿尔兹海默症是一种慢性不可逆的进行性认知功能、语言功能及记忆力下降的中枢神经系统退行性疾病。目前虽尚未明确病因及发病机制，但有研究提出AD的发病可能与家族史、低教育程度、女性（缺乏社会及家属关爱）、不良生活习惯（如饱食、吸烟、过度饮酒）、环境因素（如遭受重大打击）、头部外伤史、特定基因突变等有关。

老年期痴呆需要诊断，一方面是为了明确是否真的患有老年期痴呆，以及老年期痴呆的类型及严重程度；另一方面是为了及时给予治疗，尽可能减少术前不稳定的基础疾病的存在。如脑积水、脑肿瘤、甲状腺功能低下、维生素缺乏、酒精摄取过量、药物慢性中毒、艾滋病、梅毒等均可在临床上出现痴呆症状，但其中大部分经及时治疗是可逆的。如果术前条件允许，术前建议前往老年期痴呆专门门诊，或神经内科进行确诊并开始治疗。

根据手术需要，老年期痴呆患者可以进行麻醉，且在一定程度上需要进行麻醉。手术虽然是治疗或治愈的过程，但也是一个对于患者而言有创的操作。会有切口、损伤，会有轻或重的失血，术后也会有不同程度的应激和炎症。麻醉在手术过程中其实是一种保护性措施。在麻醉状态下，医生可以更好地为手术操作提供条件。

在部分浅表短小手术中，比如清创、穿刺取活检，可以选择局部麻醉，这种麻醉方式简单，患者全程保持清醒，且麻醉药在局部应用不会引起中枢神经系统抑制作用。在四肢骨科手术中，比如髋膝关节置换、上肢骨折内固定，可以单独选择椎管内麻醉、区域神经阻滞麻醉或全身麻醉中一种，在保证手术麻醉安全的同时，尽可能减轻患者围手术期疼痛的问题。但是，当面临时间长、创伤大、失血多的手术时，多建议采用复合麻醉，如全身麻醉复合神经阻滞的方案，以提供更高的安全系数和更优的外科操作条件。

特别提醒

根据临床观察，老年期痴呆患者接受麻醉确实更容易引发术后认知功能障碍。术后认知功能障碍表现为手术后立即出现的新的认知缺陷（比如分不清现实与幻觉，狂躁、不记得年份和自己的年龄等），通常在几天到几个月内可逆，但也可能持续数周至数年，影响术后的康复。

虽然目前仍未明确老年期痴呆对术后认知功能障碍的发病机制，也缺乏特效药物予以治疗，但目前针对此领域，不同国家都投入了大量的研究，并提出了几点危险因素加以预防。其中，麻醉科可以给予的预防性措施就是选择合适的麻醉类型和更完善的术后疼痛。麻醉医生会针对患者情况及手术需求设计一个最优的麻醉方式和麻醉用药方案。对于更完善的术后镇痛，可以给予长效的神经阻滞＋静脉镇痛泵的模式，提供2～5天的长时程镇痛，尽可能抑制术后1～3天的"暴发痛"，促进患者术后康复，早日恢复日常生活。

20. 帕金森病患者能进行麻醉吗

帕金森病是一种常见的中老年人疾病，多在60岁以后发病，诱因不明，无人种差异，男性多于女性。帕金森病是基底节线状通路的多巴胺耗损所导致，临床三联征包括震颤、肌肉强直、运动迟缓。患者主要表现为动作缓慢，手脚或身体的其他部分的震颤，身体失去了柔软性，变得僵硬。

帕金森病患者的呼吸系统病变较为常见，需引起患者和医生的重视，术前应尽可能完善肺功能及血气分析等检查。当出现呼吸系统的器质性改变如咽部肌肉功能障碍、吞咽困难及呼吸肌强直和不随意运动造成的呼吸器官损伤等，需主动告知麻醉医生，以便评估是否为困难气道，计划性进行术中呼吸管理。此类患者术后常出现呼吸功能不全。吸入性肺炎是导致患者死亡的最常见原因，术前合并有慢性阻塞性肺疾病的患者其阻塞性通气障碍发生率高达1/3。其他潜在的危险还包括拔管后的喉痉挛及术后呼吸衰竭等。因此术前准备应严格戒烟，控制感染，减少痰液分泌物及适当进行呼吸锻炼。

帕金森病患者心血管系统变化主要有高血压、心律失常、低血容量及继发性水肿，最常见的症状是体位性低血压，且易被药物治疗掩盖或加重。体位性低血压是由于体位的改变，如从平卧位突然转为直立，或长时间站立发生的脑供血不足引起的低血压，通常表现为快速站立后出现头晕等低血压症状。

帕金森病患者还易合并其他重要脏器病变，涉及多学科综合知识，术前需要有经验的麻醉医生详细询问病史、体格检查、术前检查外，还要关注患者呼吸系统、心血管系统及自主神经系统等的功能情况。患者要配合麻醉医生了解病情，包括呼吸时是否感到疲累，咳嗽是否有力，日常生活是否能自理及具体的神经症状。患者需要告知麻醉医生所服用的药物及剂量，具体的服药时间，可将药物带入手术室备用。就麻醉手术而言，帕金森病症状较轻者对麻醉手术影响不大，症状较重出现呼吸肌强直、膈肌痉挛时可影响术中肺通气。故帕金森病症状控制满意者围手术期一般不停用治疗药物。除神经外科立体定向手术外,术前如无医生要求,不要随意增减药量,如果有调整,需告知麻醉医生。突然停药的患者可能出现骨骼肌强直而影响通气功能,且可能诱发神经安定恶性综合征,出现肌僵直伴高热、横纹肌溶解和肾衰竭,增加死亡率。如确诊帕金森综合征,但未进行治疗的患者,建议先进行抗帕金森治疗,以避免术中、术后可能出现神经系统并发症。另外,帕金森病的非运动症状,特别是心理状态改变,如焦虑、抑郁等也应引起重视,术前尽可能消除患者顾虑。

帕金森综合征对神经阻滞麻醉,椎管内麻醉或全身麻醉均无禁忌。若神经阻滞麻醉能满足手术需要并且患者可配合则可优先选择此种麻醉,能最大限度减少麻醉对患者呼吸循环系统的影响。当患者不自主震颤、肌肉强直,清醒状态下常不能配合手术及麻醉,此时全身麻醉是更好的选择,但是麻醉药会掩盖震颤的症状,不利于术中病情观察,原已累及呼吸系统的患者术后呼吸功能可能会进一步衰退,可能会出现拔管困难或者拔管后呼吸抑制再插管,需要转

特别提醒

帕金森病患者易出现术后苏醒延迟、恶心呕吐等并发症,需早作预防。帕金森病导致脑功能状态差还可引起术后谵妄,短期认知功能障碍。患者的认知能力、注意力、记忆功能等可能受损,可能会出现意识障碍、定向力丧失、感觉错乱、躁动等症状,病情常呈波动性。患者大多在几小时到几天后恢复。合并帕金森疾病的手术患者,术后可能导致原有帕金森疾病加重,且出现其他系统并发症的概率较大,可能会导致住院时间延长。对于神经外科手术,帕金森患者需警惕术后颅内出血。部分高龄、危重患者,术后可转入ICU积极治疗。总之,围手术期合理运用麻醉及抗帕金森药物,细致谨慎的术中管理,对降低此类患者术后死亡率,改善预后有明显帮助。

入重症监护室（ICU）进一步进行呼吸支持治疗过渡。需要全身麻醉的可同时复合局部麻醉，减少全身麻醉药使用量。无论何种手术及麻醉类型患者，术后都应尽快恢复服用抗帕金森药。

21. 脑梗死后做手术有什么危险

脑梗死是由于脑动脉粥样硬化，血管内膜损伤使脑动脉管腔狭窄，多种因素使局部血栓形成，使动脉狭窄加重或完全闭塞，导致脑组织缺血、缺氧、坏死，引起神经功能障碍的一种脑血管病。根据调查数据显示，中国的脑梗死患者人数占全球总人数的40%。脑梗死可能突然发生在任何人身上，无论年龄或性别。根据临床数据统计发现，70%的脑梗死患者会留下不同程度的后遗症，其中有些症状过段时间就好了，而有些症状却很严重。

脑梗死区域的脑血管处于严重扩张状态，失去自我调节能力，梗死边缘区域的脑组织处于损伤后可恢复的状态，短期内再次发生缺血或低灌注，可导致梗死面积进一步扩大；手术应激可导致身体炎症反应激活和高凝状态，促使血栓形成或是血管斑块破裂，导致

脑梗死不同阶段是否可以进行手术

阶　　段	时　　间	是否可以进行手术
急性期	发生后数小时内	由于脑组织缺血缺氧严重，此时手术风险极高，一般不建议进行手术
亚急性期	发生后数天至数周内	随着脑组织缺血缺氧的改善，手术风险逐渐降低，但仍需谨慎评估患者的手术耐受性，避免在病情不稳定时进行手术
恢复期	发生后数月至数年内	根据患者的具体情况和手术需求，可以选择合适的时机进行手术

脑梗死再发生，导致术后肢体瘫痪、失语、昏迷甚至继发合并症死亡，因此如若行择期手术，应等待脑血管血流自主调节恢复。

一般来说，脑梗死后 3~6 个月进行手术较为安全，有助于降低手术风险并提高手术效果。但具体时间还需根据患者的实际情况来确定。围手术期发生卒中，死亡率为 20%~60%。研究统计，脑梗死后手术的风险与手术时间密切相关，脑梗死后 3 个月内手术的风险明显高于脑梗死后 3~9 个月和 9 个月以上。

对于脑梗死患者多久之后可以手术，主要和手术大小及手术的部位有直接的相关性，脑梗死发作与手术时间之间的间隔越长，风险就越低。具体的手术方式也要依患者的一般状况而定。

对急性脑梗死患者，择期或限期手术应推迟至 1 个月后；如果患者仅仅是非常小的、轻微的脑梗死，比如腔隙性脑梗死，病情稳定以后大概 1 个月可以做择期手术，包括胆囊手术、甲状腺手术等。如果患者是比较大面积的脑梗死，做了保守治疗，有明显的肢体瘫痪，积极地进行了康复治疗，大约在 3 个月以后病情稳定，可以做择期手术；但是如果患者是特别大面积脑梗死，同时造成脑疝，应该在开颅手术后 6 个月再考虑择期手术。

对于麻醉医生来说，尽量保证患者在麻醉过程中维持合适的血压，保证脑的正常血流灌注，减少脑梗死的再发生率。当然，麻醉过程中，还是有可能再发脑梗死，麻醉医生只能降低发生率，而不能完全避免。

22. 老年患者术后如何加快恢复

对于老年患者来说，手术是第一道大关卡，手术后的恢复就是第二道关卡。那么家属在陪护过程中能够做些什么能够加快患者的恢复呢？

二 老年人常见病治疗时的麻醉须知

相较于年轻人，老年人由于各个器官功能的减退，身体的抵抗力更弱，免疫力更低，特别是手术后的 48 个小时内更要格外小心。当老年患者做完手术回来时，护士会固定好各类导管，换好补液，做完宣教之后离开。这时候第一步要为患者盖好被子，穿上袜子，注意保暖，因为老年患者麻醉手术后会有体温偏低的现象，而长时间的低体温容易引起谵妄、血栓形成等一系列并发症。

当然不是所有的老年患者手术后都会发生体温降低，像神经外科脑部肿瘤手术后及甲状腺切除手术后，患者常会出现手术后大汗淋漓的现象，这时候家属要帮患者换一套干净清爽的衣物，及时擦干汗水，特别是伤口周围的皮肤，防止伤口感染。

如果没有特殊体位要求，麻醉后老年患者的体位是去枕平卧。老年人长时间保持一个体位的话容易引起下肢静脉血栓形成和褥疮，所以一般经过 6 个小时的去枕平卧后，在护士还没告知可以下床的情况下，每过 1 个小时要帮助老年患者翻身，让患者向左或者向右侧着睡，必要时在背后垫个枕头作为支撑，同时要关注背部、尾骶部、足跟等受压迫比较严重部位的皮肤情况。如果发现皮肤出现破损、发红的症状，及时告诉管床的护士，而且在翻身时要为患者按摩双下肢，鼓励患者自己活动手脚，可以预防关节僵硬和血栓形成。在被告知可以下床后患者可以尽早下床，到处走一走、动一动，这样可以避免很多因为卧床引起的并发症，有助于患者早日恢复。

其中有几类特殊的手术需要额外注意。

- 一些骨科手术后的老年患者在保证平躺的前提下，一般需要在手术部位的下方垫一个软枕，增加手术部位的支撑感，有助于减轻疼痛。
- 腹部手术在满足 6 个小时的去枕平卧之后，可以适当抬高床头 30°，这样有利于减轻伤口的疼痛，并且能预防腹膜炎。

在饿着肚子度过漫长的 6 个小时术后禁食时间之后，如果老年患者做的不是腹部手术的话，护士会来更换床头卡并告诉家属可以开始吃一点东西了，但要从流质或半流质饮食开始。流质饮食就是液体食物，例如稀饭、蛋羹之类。为了加快恢复，家属可以适当多准备一些如富含维生素的果汁、富含蛋白质的鱼汤、富含矿物质的蔬菜汤，但是不提倡喝牛奶、豆浆这一类容易产气的饮食，容易引起胃胀。半流质饮食就是在流质的基础上，汤里面可以带一些固态的食物，如鱼汤中有一些鱼肉，猪蹄汤里有一些软烂的猪肉。还可以吃一些容易消化的糕点，粥、馄饨、面条都是可以吃的。而如果是做的腹部手术，什么时候能吃东西一定要问管床医生，就算不能吃东西，医生也会通过静脉输液补充人体需要的营养物质，家属不用担心。

因手术后不能下床，家属要考虑老年患者的排泄问题，准备好尿壶和（或）便盆。在老年人的卧床期间，如果有需要，可以在医务人员的指导下，适当地抬高床头，帮助老年人排便。

> **特别提醒**
>
> 老年人在手术后，由于疼痛、担心预后会产生各种各样负面的情绪。作为家属，针对患者不同的情绪，需要用不同的方法去应对。如果患者感到紧张、焦虑、抑郁，家属需要作出选择，是向患者隐瞒还是坦白具体的病情，是否让他们充分认识到这次开刀的目的；如果患者感到孤独，家属就应该放下手中的事，好好陪陪患者，做好陪护的分内工作。除此之外，要重视老年患者要强的心理，满足他们的自尊心，做好充分的倾听工作，配合患者自理或半自理自己的起居。

23. 贫血严重还能麻醉吗

世界卫生组织统计，全球约有30亿人出现不同程度的贫血，每年因患贫血引致各类疾病而死亡的人数达上千万。目前，中国患贫血的人口概率高于西方国家，在患贫血人群中，女性明显高于男性。

贫血不是指血液量减少，也不是血液变得稀薄，而是指由于身体无法制造足够的血红蛋白（一种将氧气输送到红细胞和身体各个组织的蛋白质），而导致的外周血红细胞容量低于正常的临床综合征。常见的临床症状包括头晕、头痛、疲劳、晕厥、耳鸣、注意力不集中、记忆力减退、失眠多梦等。

我国血液病学专家认为我国成年男性的血红蛋白小于120克/升，成年女性（非妊娠）的血红蛋白小于110克/升，孕妇的血红蛋白小于100克/升考虑贫血。

贫血的分级

血红蛋白浓度（克/升）	> 90	60～90	30～60	< 30
贫血严重程度	轻度	中度	重度	极重度

导致贫血的因素有以下几点。

- 身体大量失血或者慢性失血，例如身体损伤、消化道溃疡、女性经期等可引起持续性血液流失的情况。
- 膳食不平衡、不良烹调习惯及胃肠道疾病等均可导致铁、叶酸、维生素 B_{12} 摄入不足而引发贫血。
- 化学物质如苯、除草剂、杀虫剂、化学染发剂、射线长期大量接触。
- 一些生物因素，如 EB 病毒、巨细胞病毒、HIV 病毒感染。
- 某些慢性疾病或恶性肿瘤也可能会引起贫血。

大量回顾性研究和前瞻性队列研究表明，约有30%的患者存在围手术期贫血，手术过程中有可能发生低血压、组织供血不足，进一步加重了组织缺氧。对于许多组织（如神经组织）来说，这种缺血、缺氧对组织的损伤是不可逆的。且术前慢性贫血和术中急性贫血均会增加ICU入住率、术后感染率和术后器官损伤的发生率及术后的死亡率。

心脏和非心脏手术的患者术前贫血会增加急性肾损伤的风险。

体外循环的急性血液稀释及术后对透析的依赖程度都与术后急性肾损伤的程度成正比。

此外，术前和术中急性贫血与脑卒中有关，其程度与术前贫血程度和术中血红蛋白的最低浓度成正比。术中和术后贫血均与肌钙蛋白水平升高、心肌损伤相关，且随着血红蛋白水平的降低，心肌梗死的风险增加。来自国际手术研究数据库的结果显示，诊断为中度贫血的患者心肌梗死的风险增加。

手术难免出血。对于有些大型手术，尽管医疗技术已经很发达，但是出血一直是手术中最大的风险。贫血患者遇上可能出血的大手术，其术中风险的发生率将成倍增加，其术后恢复过程并发症相对较多。因此，无论是外科医师还是麻醉医生都对贫血特别重视。

那么贫血的患者究竟能否进行麻醉呢？首先要搞清楚患者需要做的是什么手术，择期还是急诊手术。对于行择期手术的患者，原则上来说，血红蛋白在 60 克 / 升以下即重度贫血的患者，围手术期的麻醉风险非常高，是不能做手术的。临床上应该进行术前优化贫血治疗，提前 3～4 周对贫血作出诊断。

缺铁性贫血患者每日口服铁剂 40～60 毫克或隔日口服 80～100 毫克，并给予营养。也可以及时静脉补充铁，注用促红细胞生成素，使短期内血红蛋白 ≥ 120 克 / 升。术前患者的血红蛋白越高，术中血液稀释的空间较大，术后可避免输用红细胞和低的血红蛋白值（＞80 克 / 升）。

对于需要做急诊手术的患者来说，麻醉选择上要更加慎重：中度贫血患者应该尽量上全身麻醉，而重度贫血患者应该禁忌行硬膜外阻滞麻醉，即老百姓常说的"半麻"。因为硬膜外阻滞后需要扩充血容量，胶体液进一步稀释血液后，血红蛋白更低。全身麻醉则可提高血氧分压，不需要扩容。

在治疗贫血的同时，还应关注患者的其他情况，医生还需要评估患者的整体情况，决定是否可以进行麻醉，以及选择何种麻醉方式。例如，患者除贫血以外的器官功能状态是否完好，结合年龄及营养状况考虑贫血是否影响术后康复，如果有影响，应尽量术前进行综合调整后再行择期手术，必要时请相关的科室会诊。如果患者为总血容量少的婴幼儿、身材矮小者，须纠正以后再实施手术。

如果贫血同时伴随凝血功能紊乱则暂停手术，纠正以后再择期手术。此外，还应该考虑到患者如果为稀有血型，须术前确保血源到位。若为有信仰人群，不能输外人血，则提前做好自体血储备再行手术。

24. 突然瘦了很多，麻醉有风险吗

中老年人突然消瘦应该引起足够的重视和警惕。正确的做法是及时就医，进行必要的医学检查，查明原因，遵照医嘱用药或手术治疗。中老年人身体突然消瘦的原因是多方面的，往往需要进一步检查明确诊断，进行针对性治疗。

（1）内分泌代谢病

甲亢和糖尿病是常见的引起身体消瘦的内分泌代谢疾病。甲状腺功能亢进（简称甲亢）会提高基础代谢率，消耗更多的能量，引起体重下降。甲亢患者多有心悸、怕热、多汗、消瘦、易激惹等症状。需完善血清甲状腺激素水平测定明确诊断。老年糖尿病患者由于胰岛素抵抗或分泌不足，会使葡萄糖无法正常进入细胞，导致能量利用不足，进而引起消瘦。糖尿病患者在症状上可表现为多尿、烦渴、多饮、乏力，多数患者以体重减轻为首发症状。需要完善糖耐量、血清胰岛素及 C- 肽水平检测明确诊断。

（2）恶性肿瘤

老年人体重突然下降，有可能是肿瘤大量消耗营养，影响食欲

所致。很多恶性肿瘤在早期可能并没有明显的症状，但当体重无缘无故下降时，应该警惕并进行全面检查。恶性肿瘤的患者除消瘦外，大多同时有肿瘤部位原发症状，如出现黑便应进行胃肠镜检查；出现咳嗽、咯血应行胸部CT检查；出现高热、血细胞异常需完善骨髓穿刺检查等。

（3）消化系统疾病

慢性胃炎、胃溃疡等疾病常常导致老年人出现食欲减退、消化吸收功能下降，进而引起体重明显下降。老年人由于胃黏膜屏障功能减弱，更容易受慢性炎症的影响，表现为腹胀、反酸、上腹不适等，若不加以重视，持续的炎症会导致营养不良，体重明显下降。

（4）心理因素

一些更年期的人可能会有一些抑郁焦虑的情绪或者睡眠不佳，也常常表现为食欲不振，甚至有厌食表现，往往需要进行心理支持治疗。

一般说来，所有的手术和麻醉都有一定的风险。围手术期的风险来源于手术、麻醉和患者因素之间复杂的相互作用。那么对于突然消瘦的患者，则根据不同的原因，可能有不同的风险。

体重降低的患者，其麻醉药的药代动力学参数与正常体重患者存在差异。由于体重降低，药物在体内的分布容积降低，可能导致麻醉药浓度过高，增加了药物的不良反应。同时，由于疾病如肝肾功能不全，可能导致药物清除速度减慢，有可能延长了麻醉的持续时间。

体重突然降低的患者通常伴随着抵抗力的下降，这会导致患者对麻醉和手术的耐受性降低，术中可能会更容易发生血流动力学的紊乱。由于心血管系统较为脆弱，对血流动力学因素的变化更加敏感，可能会导致术中血压会出现剧烈波动、心律失常等风险增加。

此外，对于内分泌原因引起的突然消瘦，如果在疾病控制不良

二 老年人常见病治疗时的麻醉须知

的情况下进行手术的话,术中也要警惕甲亢危象的发生;高血糖、低血糖也会加重手术麻醉风险,并影响术后恢复;对于恶性肿瘤患者,也要警惕原发肿瘤或继发的一些综合征对麻醉手术的影响;对于因为引起消瘦的疾病而服用了一些药物也要考虑药物与麻醉药之间的相互影响而提高了麻醉风险。

在手术允许及患者配合的条件下,对于一些特殊患者尽可能选择区域阻滞或区域阻滞复合浅全身麻醉。

特别提醒　如果近期出现明显消瘦的患者,对于麻醉和手术的耐受性会有一定的影响,需要麻醉医生采取相应的处理方法。通过认真的术前访视、个性化的麻醉方案、术中的密切监测及严密控制药物的选择与剂量,并结合多学科合作,尽可能提高麻醉的安全性和效果。

25. 白内障手术需要麻醉吗

白内障是眼科很常见的疾病,分为先天性白内障和后发性白内障两大类。先天性白内障是儿童常见的眼病,主要是指出生后第一年发生的晶状体部分或全部混浊。出生后因全身疾病,如老化、遗传、免疫与代谢异常等或者局部眼病,营养代谢异常、中毒、变性及外伤等原因所致的晶状体混浊,统称为后天性白内障,其具体又可以分为以下六种,包括老年性白内障、并发性白内障、外伤性白内障、代谢性白内障、药物性白内障和放射性或中毒性白内障。

其中老年性白内障尤为常见,指中老年时期开始发生的晶状体混浊,随着年龄增加,患病率明显增高。老年性白内障是目前主要的致盲性眼病之一。

其发病机制可能涉及多种因素共同参与，如老化、遗传、局部营养障碍、免疫与代谢异常等。此外，高度近视、强光刺激、吸烟酗酒、肥胖、营养不良、长期使用糖皮质激素等也会增加患白内障的风险。药物能部分缓解初期白内障的进展，但是不能完全阻止或者逆转白内障的发展，因此不建议长期使用眼药水治疗白内障。另外，长期使用有防腐剂的眼药水可引起或加重干眼症。目前对于白内障最有效的根治方法还是手术治疗。

白内障手术虽然是很多患者口中的小手术，但它其实属于三级手术，手术难度较高，且术后并发症也不少。白内障手术方式包括白内障囊内摘除术、白内障囊外摘除术、微切口超声乳化白内障手术及晶状体切割手术等，以上几种方式在细节上有所差异，大体手术过程相似。随着显微手术和人工晶状体植入术的发展应用，白内障手术已成为现代眼科学中发展最新、最快的领域之一。

现代医学和眼科手术设备及技术的进步使得白内障手术更加安全有效。与传统手术相比，这种手术切口缩小到仅 3 毫米甚至更小，无需缝线、手术时间短、术后反应轻，患者无痛苦，视力恢复快。如果不存在眼底病变，多数患者可以恢复到理想的视力。

针对不同的患者人群，白内障手术可选择不同的麻醉方式。主要影响因素包括患者年龄、合作程度、并存疾病、术前状态、手术方式、手术时间等。目前主要的麻醉方式有局部麻醉、静脉麻醉、全身麻醉等。局部麻醉又分为表面麻醉、球结膜下浸润麻醉、筋膜囊下浸润麻醉、前房麻醉、球后神经阻滞、球周麻醉等。

（1）表面麻醉

表面麻醉是目前白内障手术的首选麻醉方式，将穿透力强的局部麻醉药施用于黏膜表面，使其透过黏膜而阻滞位于黏膜下的神经末梢，使黏膜产生麻醉现象。随着麻醉技术的发展，强力有效而又安全便捷的表面麻醉药被陆续发现并应用于临床。表面麻醉既能够极大地缓解手术为患者带来的痛苦，也能够使患者很好地配合主刀医生手术。根据手术需求，表面麻醉也可联合其他局部麻醉方式，以达到满意的麻醉效果。身体状况良好、未合并严重系统性疾病、可以配合手术的白内障患者，一般均可采用此种麻醉方式。

（2）静脉麻醉

静脉麻醉常常需要与局部麻醉配合使用。静脉麻醉可通过静脉通路给予适量的麻醉镇静镇痛药来缓解患者的紧张焦虑情绪，使手术更加平稳地进行。静脉麻醉保留了患者的自主呼吸，对呼吸道无刺激、对生理扰乱轻、不良反应相对较少、苏醒快。对于一些术前高度紧张、对疼痛异常敏感、一般身体状况良好的患者，可采用静脉麻醉联合局部麻醉方式进行手术。无论使用何种静脉药物，维持适宜的镇静深度最为关键。采用个体化方式给药，在患者舒适与安全之间获得满意的平衡点，维持呼吸与循环稳定。

（3）全身麻醉

全身麻醉是对白内障手术的最大保障。随着现代医学的发展及麻醉设备、麻醉药、麻醉技术的进步，全身麻醉越来越安全舒适且适应范围更广。合并有严重系统性疾病、手术时间长、年龄太小或者太大无法配合手术、无法耐受手术等情况，则需要在全身麻醉下进行手术。

实施全身麻醉前与其他需要全麻的手术一样，需要对患者进行全面的术前评估。应综合考虑患者的个人史、既往病史、过敏史、手术麻醉史、目前手术情况等。婴幼儿及儿童可能伴有一些先天性疾病或代谢性疾病。

老年患者眼调节功能、晶状体、玻璃体、视网膜等均呈现退化趋势，且常常合并高血压、糖尿病、冠心病、脑血管疾患、慢性肺部疾病等多种全身疾病。应对此进行充分评估，判断患者是否能够耐受此次手术及麻醉。针对患者的情况，做好相应的麻醉预案，积极处理术中及术后各种并发症。全身麻醉术中提供足够的麻醉深度，使手术顺利进行，提高患者的舒适度。

> **特别提醒**
>
> 白内障手术优先考虑表面麻醉等局部麻醉方式。而对于一些有特殊情况的患者,还可以选择静脉麻醉、全身麻醉等方式,同时联合局部麻醉,使手术顺利安全地完成。

26. 青光眼患者麻醉时要注意什么

据统计,青光眼是全球排名第一的不可逆致盲性疾病。全球患病人数高达7 600万,有320万人因青光眼而失明。我国青光眼患者约为2 180万,占全球患者的27.4%。其发病率在一般人群中约为0.68%,发病率随年龄增长而增高,65岁以后可至4%~7%。

青光眼是一种由于眼内压力(眼压)超过视神经所能耐受的程度,从而引起的视功能受损,导致视神经萎缩和视野缺损为共同特征的不可逆性致盲眼病,病理性眼压增高是其主要危险因素。其对患者最大的威胁就是致盲,概率为5%~20%。根据病因、房角、眼压描记等情况,青光眼分为以下三类:原发性(包括闭角型和开角型两种,我国主要为闭角型青光眼)、继发性和先天性。

对于许多青光眼患者来说,一开始可能并没有明显的症状,这是因为青光眼常常悄无声息地发展,慢慢地破坏视网膜的神经纤维,从周围视野开始逐渐影响中心视野。渐渐地患者会出现眼红、眼眶酸胀、鼻根部发酸、偏头痛的症状,晚间看白炽灯泡有红绿光圈,视物模糊等。

但是,还有一种急性闭角型青光眼,其发作剧烈,症状明显,包括剧烈的眼部疼痛、头痛、突发的视力下降、眼睛发红、恶心、呕吐、流泪、角膜混浊,以及在灯光周围看到彩色光晕等。

任何年龄段的人都可能发生青光眼。目前,青光眼主要的治疗方式包括药物、激光、手术。针对不同的患者，可采用不同的方式进行治疗。青光眼手术时的麻醉方式、麻醉药等会对患者的眼压造成不同程度的影响。

择期手术的患者，如术前访视合并青光眼且未经诊治，则需推迟手术，请眼科会诊，明确青光眼的类型及是否需要治疗。对于有明显症状的青光眼患者，需在术前应用药物控制在合适范围。

使眼压升高的因素有高血压、高碳酸血症、恶心呕吐、麻醉药（如琥珀胆碱、氯胺酮、胆碱能阻滞药等）、手术或插管操作剧烈刺激、呛咳等。使眼压降低的因素有低温、过度通气、麻醉性镇痛药、非去极化肌松药等。因此术中应尽量维持眼压稳定，避免使用胆碱能受体阻滞药、琥珀胆碱等加剧房角关闭所致眼压急剧升高的药物。并且在术中应避免血压的剧烈波动、及时检测患者内环境情况，维持正常的酸碱平衡状态。对于窦性心动过缓的青光眼患者术中需升高心率时，可以使用异丙肾上腺素等单纯 β 受体激动剂，尽量避免使用阿托品，术后仍需眼科会诊明确青光眼有无加重。而对于慢性开角型青光眼，尤其是无症状的患者，目前并没有公认的麻醉药品的避免用药指南或意见。

另外，需要特殊注意的升高眼压的药物包括以下几类。

（1）治疗哮喘的药物

如异丙托溴铵气雾剂，主要用于慢性喘息型气管炎的平喘。然而，使用此药时需要注意，若不慎喷入眼睛，并出现视力模糊、青光眼恶化或眼痛等症状，应立即就医。这是因为异丙托溴铵属于抗胆碱能药物，具有引起眼压升高的风险。

（2）M 受体拮抗剂

如托特罗定、奥昔布宁等，主要用于缓解逼尿肌过度兴奋、降低膀胱敏感性，从而改善尿频、尿急等症状。然而这类药物可能会引起视物模糊等不良反应，多发生于用药 2 周内和年龄较大的患者。

对于窄角性青光眼患者，M受体拮抗剂是禁用的，因为它们可能通过抗胆碱能作用导致眼压升高。

（3）经鼻插管时麻黄碱滴鼻

盐酸麻黄碱滴鼻液主要用于缓解鼻黏膜充血、水肿等症状。在使用此药时需要注意，若药物不慎流入眼睛，可能会对眼睛造成刺激，甚至可能间接导致眼压升高。因此，在使用麻黄碱滴鼻时，应特别小心，避免药物流入眼睛。

（4）去氧肾上腺素滴眼液

主要用于散瞳检查、检查眼底及晶状体、鉴别青光眼类型的 α 肾上腺素受体激动药。虽然去氧肾上腺素滴眼液在一般情况下不引起眼压升高，但其具有收缩血管的作用，可能对眼部血液循环产生一定影响。因此，在使用时应遵循医嘱，注意用药剂量和频率，避免不必要的风险。

（5）抗组胺药物

主要用于缓解过敏反应症状，如打喷嚏、流鼻涕、皮肤瘙痒等。部分抗组胺药物具有抗胆碱能作用，可能会引起眼压升高和青光眼的风险。因此，在使用抗组胺药时，应特别注意患者的眼部情况，如有青光眼病史或眼压升高的风险，应避免使用具有抗胆碱能作用的抗组胺药。

> **特别提醒**　针对青光眼患者应进行详细全面的术前评估，了解患者的治疗经过、用药及控制情况。对于初次发现者，应请眼科会诊进行眼压评估，术中应维持患者血流动力学平稳，避免剧烈的血压波动，避免使用增加眼压的药物。

27. 糖尿病足的截肢手术风险高吗

糖尿病足是由糖尿病发病 10 年甚至 20 年以后，不规律服用药物或者注射胰岛素，血糖一直控制不佳，所伴随的血管（包括微血管和大血管）病变、周围神经病变、皮肤病变和感染等共同作用下，引起的足部感染、溃疡和足部深部组织破坏。

糖尿病足一般情况下可先保守治疗，控制感染，戒烟戒酒，调控血糖到正常状态，复通下肢动脉血管，可保证下肢恢复部分正常功能。只有当病足发生严重感染，坏死后才需截肢。

- 血管病变：影响小血管，导致血液循环障碍；影响大血管，可能导致动脉狭窄或闭塞，进一步加剧血液循环问题。
- 周围神经病变：糖尿病可引起神经系统的损害，特别是周围神经，导致感觉丧失、麻木或刺痛等症状。
- 皮肤病变：糖尿病患者容易皮肤干燥、瘙痒，且愈合能力下降，增加了感染的风险。
- 感染：由于血液循环不良、神经病变和皮肤屏障功能受损，糖尿病患者足部容易发生感染，且感染难以控制。
- 以上因素共同作用，使得糖尿病患者的足部容易发生溃疡、感染，并可能进一步发展到深部组织破坏，严重时甚至需要截肢。

一般来说截肢包括膝下、经膝和膝上截肢术，而截肢需尽可能保留膝关节。保留膝关节有助于假肢安装并最大限度保留患者的步行能力，有利于患者康复。对无法安装假肢的老年患者，保留膝关节能明显改善患者生活质量。因此在血供条件允许的情况下，膝下截肢是最佳选择。但对于体质较差、行动不便、需要长期卧床的糖尿病足患者，建议行膝上截肢术治疗，因其创口愈合快且愈合率高，可以降低二次手术风险。

严重糖尿病足截肢手术的风险相对较高，这主要源于糖尿病患者的特殊生理状态和并发症情况。

（1）感染风险增加

糖尿病患者长期血糖过高，抵抗力差，容易合并各种感染。截肢手术的切口也非常容易发生感染，影响愈合。感染不仅延长住院时间，增加医疗费用，还可能导致手术失败，甚至危及生命。

（2）伤口愈合慢或不愈合

糖尿病患者多合并有下肢大血管病变和微血管病变，导致血液循环障碍，使得伤口愈合速度减慢甚至不愈合。长期不愈合的伤口不仅增加患者的痛苦，还可能引发其他并发症，如骨髓炎等。

（3）术中风险加大

糖尿病患者长期血糖过高，容易并发心、脑、肾、神经、血管等多种慢性并发症。这些并发症在手术过程中可能突然加重，增加手术风险。术中可能出现心脑血管意外、麻醉意外等严重并发症，危及患者生命。

（4）术后血栓形成风险增加

糖尿病患者的血液呈高凝状态，加上术后长期卧床、活动减少等因素，使得术后深静脉血栓形成的风险显著增加。血栓脱落可能引发肺栓塞等严重并发症，危及患者生命。

（5）诱发急性并发症

截肢手术还可能诱发糖尿病酮症酸中毒等急性并发症。这些急性并发症病情凶险，处理不及时可能危及患者生命。

相对于普通常规手术，糖尿病足患者在截肢手术前需要更加完善术前麻醉检查。常规检测血糖、尿糖，针对相应的靶器官（眼、肾、心脏、血管、神经）进行功能检查，全面评估其损害程度，及时进行治疗和处理。术前使用胰岛素将血糖控制在正常水平。注意糖尿病患者可能出现的电解质紊乱和酸碱失衡的问题。注意术前禁食可能出现低血糖，做好相应准备。术前可选用适当的镇静药，缓解患者的紧张情绪、减轻应激反应。

一般来说，糖尿病患者可根据手术种类不同采取相应不同的麻醉方式主要包括全身麻醉、椎管内麻醉、神经阻滞等。而大多数糖尿病足的老年患者合并基础疾病较多，心、肺、肾功能差，全身麻醉风险较大，加上多数为单侧下肢及足部溃疡，可采用在超声引导下的神经阻滞方式。先用超声在手术大腿周围找到目标神经，在超声显像下将局麻药注射到支配手术区域的股神经、股外侧皮神经、闭孔神经、坐骨神经周围，阻滞这些神经后，手术中给予少量镇静药维持睡眠状态，完成手术。

> **特别提醒**
>
> 超声引导下神经阻滞对糖尿病患者全身病理生理的影响较小，能最大限度地保持血流动力学稳定，有完善的镇痛效果，减少术后并发症及药物的不良反应。患者术后即可饮食，早期下床活动，减少静脉血栓风险。

28. 肠梗阻手术的麻醉风险大吗

肠梗阻是指由于多种原因导致肠道内的内容物无法正常通过肠道导致障碍的疾病，是外科的常见急腹症。肠梗阻可分为机械性肠梗阻、绞窄性肠梗阻和缺血性肠梗阻。临床表现为持续性或阵发性加剧，早期为反射性呕吐，晚期可能呕吐粪样物，肠道内容物积聚导致腹胀。排气、排便停止是完全性肠梗阻的典型表现。

肠梗阻的治疗分为保守治疗和手术治疗。保守治疗无效采取手术治疗。手术方式根据肠梗阻的病因和部位而定，如肠切除吻合术、肠造口术等。

肠梗阻可导致电解质丢失，肠壁血运循环障碍，肠道微生物可吸收入血，严重者可引起脓毒症休克。因此早期诊断和早期治疗对于预防肠梗阻的并发症和降低死亡率至关重要。治疗一般分为保守治疗和手术治疗。保守治疗适用于病情较轻或无法立即手术的患者，包括禁食、胃肠减压、补液、纠正电解质紊乱、抗感染等。保守治疗无效或病情恶化时就必须采取手术治疗，以避免病情进一步恶化。

肠梗阻术前要做好以下几方面准备。

- 放置胃肠减压引流管，减少胃肠内积留的气体、液体，减轻肠腔膨胀，有利于肠壁血液循环的恢复，减少肠壁的水肿。
- 禁食禁水，通过静脉补充能量物质及电解质，保持水电解质能量平衡。
- 肠梗阻后肠壁血液循环有障碍，肠黏膜屏障功能受损，而有肠道细菌移位或者肠道内细菌直接穿透肠壁致腹腔感染的风险。肠腔内细菌亦可迅速繁殖，需要给予抗感染的治疗。
- 完善心电图，胸片及腹部 CT 等相关检查。

肠梗阻老年患者合并内科疾病较多，手术耐受力较低。即使长时间禁食水，仍有食物驻留在胃肠的可能。麻醉要避免误吸的同时保持血流动力学稳定，因此全身麻醉就成了首要选择。麻醉前要仔细检查并准备吸引装置，误吸发生时能快速变为头低足高位。一般采用快速顺序诱导，而麻醉前的预吸氧非常重要，可避免术中低氧血症发生。患者取头高脚低位，采取快速序贯诱导方案进行全麻诱导后给予气管插管，监测血压，配取多巴胺泵备用，必要时持续泵注维持血压平稳。准备好深静脉及动脉保证术中补液及实时监测血压及电解质。

任何已知的肠梗阻或"饱胃"麻醉前都要吸引食管和胃内容物。另外，拔管只在吞咽反射恢复、肌力足够及可以做指令性动作的时候执行。谨慎使用阿片类药物，以防止恢复期发生的过度镇静和误吸；部位或椎管内阻滞可以预防伤口裂开并镇静，同时改善深呼吸能力。

29. 老年人急诊手术的风险更高吗

> 张大爷年近八旬，因突发急性阑尾炎被紧急送入医院。面对这样的紧急情况，医生们迅速为张大爷安排了急诊手术。然而，张大爷长期患有高血压和糖尿病，这使得手术风险大大增加。
>
> 手术开始前，医生们对张大爷进行了详细的检查和评估，确保他的身体状况能够支撑手术。同时调整了张大爷的血压和血糖水平，以减少手术风险。在手术过程中，医生们凭借精湛的技术和丰富的经验，成功地为张大爷切除了阑尾，并避免了可能出现的并发症。
>
> 术后，张大爷在医护人员的精心护理下，逐渐恢复了健康。

任何手术都存在一定的风险，而急诊手术由于其突发性和紧急性，往往需要在有限的时间内做出决策并付诸实施，这无疑会增加手术的难度和风险。对于老年人来说，由于身体功能的下降和可能存在的慢性疾病，使这种风险可能会被进一步放大。

随着年龄的增长，器官功能会逐渐衰退，免疫系统也会变得不再像年轻时那样强健。这意味着老年人在面对手术时，身体的恢复能力可能会较差，更容易出现并发症。老年人还可能患有多种慢性疾病。高血压、糖尿病、心脏病等这些疾病不仅会影响老年人的生活质量，还会在手术过程中带来额外的风险。例如高血压患者在手术过程中可能会出现血压波动，而糖尿病患者则可能面临伤口愈合困难的问题。

此外，急诊手术的紧急性也是增加风险的一个重要因素。在急诊情况下，医生往往需要在没有充分准备的情况下进行手术，这使得手术的风险进一步增加。对于老年人来说，这种风险可能更加明显。因为他们的身体可能无法像年轻人那样迅速适应手术带来的冲击。

老年人的手术风险比年轻人更高,但并不意味着老年人急诊手术就是一场"高风险的游戏"。随着现代医疗技术的飞速发展,手术操作和麻醉技术都在不断改进和完善。医生们会在术前对老年患者进行全面的评估,包括身体状况、疾病史、药物使用情况等,确保他们的身体状况能够承受手术的考验。同时,在手术过程中,医生还会根据患者的具体情况订定个性化的方案,如精确控制麻醉药的用量,优化手术流程,减少手术创伤等。同时密切关注患者的生命体征变化,及时处理可能出现的并发症。在手术后,医生们也会对患者进行严密的观察和护理,以确保他们能够顺利度过恢复期。

特别提醒 除了医生的努力外,患者自己也可以通过一些方式来降低手术风险。比如保持良好的生活习惯、合理饮食、适当运动等,这些都有助于提高身体素质和免疫力。同时也可以通过定期体检和及时治疗慢性疾病来降低手术风险。

30. 老年人无痛胃肠镜检查前去麻醉科门诊有多重要

胃肠镜检查对于发现胃肠道病变、确诊或治疗都非常重要,目前已经十分普及。随着无痛舒适化诊疗的推广,实施静脉麻醉就可以让患者舒舒服服地做完检查,一觉醒来就完成了,大大提高了胃肠镜检查率。

静脉麻醉看起来简单，好像打一针睡一觉就好了，其实也存在着很多风险。静脉麻醉同样有呼吸抑制、心血管抑制等作用，胃肠镜检查本身也有一定的禁忌证，因此不是每个人都能够做无痛胃肠镜检查，需要进行麻醉前的评估，确认心肺功能是否可以耐受中深度镇静麻醉。目前国内多家三级医院已经开设了麻醉门诊，专门对需要麻醉的门诊患者进行评估。

我国的很多城市已进入老龄社会，我国很多大城市老年麻醉已占麻醉总数的15%～20%。临床上每天都有高龄老年人来做无痛胃肠镜。随着年龄增长，老年人身体各个器官功能下降，尤其是心肺功能。衰老引起的心血管生理变化对麻醉的影响最大。老年人心肌收缩力减弱，贮备力不足，遇到贫血、应激反应等时容易出现心输出量下降、心肌供血不足的症状。心血管对应激反应的调控能力也降低，易发生血压波动。老年人的肺活量降低，通气功能和换气功能均显著下降，对短时间缺氧或高二氧化碳血症的通气代偿反应比较迟钝，耐受性也明显减退。另外，肝肾功能下降会导致药物代谢减慢，半衰期延长，苏醒延迟，俗称"醒得慢"。

老年患者的合并症比较多，常见的有高血压、冠心病、心律不齐、糖尿病、脑梗死、肥胖等疾病，严重程度如何、服用哪些药物、是否规范治疗，都关系着患者的安全。同样是高血压，有些降压药是需要停药的，有些药物又不能停，否则容易引起血压反弹波动。糖尿病患者检查当天已经禁食，一般不应再服药或打胰岛素，否则容易发生低血糖。冠心病患者如果近期频繁发作心绞痛或有心梗病史的，应先去心内科治疗。频发室早或房颤患者应服药或手术来控制心率。慢性支气管炎患者要评估近期是否有急性发作、咳嗽咳痰情况如何及是否有哮喘发作等，了解用药情况。脑梗死患者应了解发作时间，以及是否有后遗症等。老年人也有不少大腹便便的肥胖患者，有些甚至有重度睡眠呼吸暂停综合征，晚上需要戴呼吸机治疗。这类患者麻醉后可能会引起上呼吸道梗阻，无法通气，加上氧储备又差，很容易导致快速缺氧。需要有经验的麻醉医生快速反应，辅以鼻咽通气道或口咽通气道，给予正压通气。建议老年患者去麻醉门诊评估，并根据需要完善检查、积极治疗，个体化给予指导方案。

老年人消化功能降低，胃肠动力差，排空减慢，容易引起胃肠潴留，甚至有些患者已经有肠梗阻表现。因此反流误吸的概率有所提升。反流误吸对于老年人来说可能是致命的风险，一旦大量酸性的胃液和胆汁甚至粪便误吸到肺里，会引起重度肺炎，严重的话甚至威胁生命。因此，对于已有明确消化道梗阻的患者是不能进行静脉麻醉的。未明确诊断的患者在麻醉前应了解病史，并做好预防措施，如床头抬高，备好吸引和抢救设备等。

无痛胃肠镜常用的麻醉药有丙泊酚、环泊酚等，可根据需要选用。理想的药物既要起效快，又要对心血管影响小，又不影响呼吸，还要苏醒快，最好没有不良反应。而目前在用的药物各有优缺点，还未达到理想状态。麻醉药对心肌一般都有抑制的作用，会导致心率减慢、血压下降；对呼吸也有抑制作用，会降低潮气量，减慢呼吸频率，因此检查全程常规需要吸氧。老年患者在使用静脉麻醉诱导时容易出现呼吸抑制且时间较长，稍有不当即可导致重度低氧和高碳酸血症。一般来说，对于老年人麻醉药都需要减少用量。

特别提醒

老年人无痛胃肠镜检查前先去麻醉门诊评估是非常有必要的，对患者的安全多加了一道保障。对于健康或慢性疾病得以稳定控制的患者，实施麻醉是相对安全的，麻醉门诊可重点告知无痛检查的注意事项。对于一些过去未诊断的疾病，或控制得不好的疾病，麻醉门诊可以完善检查，指导用药，待病情稳定后再做检查。对于部分危重患者或有明确禁忌证的患者，可以告知患者和家属不适合麻醉的原因，事先予以沟通，避免临时取消麻醉引起矛盾。

Three 三
关于麻醉你还需知道

31. 老年人的麻醉药用量和年轻人的一样吗

在医学的殿堂里，麻醉是一个神秘而又至关重要的环节。它如同一位幕后英雄，默默守护着手术台上的每一位患者，让他们在无痛无觉的梦境中完成生命的修复与重塑。然而，当我们谈及麻醉药的用量时，一个常见的问题便浮现在眼前：老年人的麻醉药用量和年轻人一样吗？

麻醉药的用量并非一成不变，而是如同定制服装一般，需要根据每个人的具体情况来量身打造。虽然青年人和老年人都是人类生命的不同阶段，但他们的生理功能、药物代谢能力等方面却有着天壤之别。

青年人的身体如同春天里刚刚抽芽的嫩柳，生机勃勃，充满活力。他们的新陈代谢旺盛，药物在体内的吸收、分布、代谢和排泄都相对较快。因此，在给青年人使用麻醉药时，医生通常会选择较为常规的剂量；而老年人的身体则像是历经风霜的古老树木，虽然依旧屹立不倒，但岁月的痕迹已经深深地刻在了每一寸树皮上。他们的生理功能逐渐减退，新陈代谢速度放缓，对药物的敏感性也相应增加。

因此，在为老年人制订麻醉方案时，医生需要格外小心，充分考虑到他们的身体特点和药物代谢能力，精确计算麻醉药的用量，个性化用药。

同样的，麻醉药的用量也需要根据患者的年龄进行微调。当然，麻醉药的用量并非仅凭年龄就能一概而论的。每个患者都是一个独立的个体，他们的身体状况、手术类型、手术时长等因素都会对麻醉药的用量产生影响。因此，在制订麻醉方案时，医生还需要综合考虑这些因素，以确保麻醉药能够发挥最佳效果，同时又能避免不必要的风险。

具体来说，老年人在使用麻醉药时需要注意以下几点。

（1）老年人的药物敏感性增加

随着年龄的增长，老年人的神经系统功能逐渐减退，对麻醉药的敏感性也会增加。因此，在给老年人使用麻醉药时，需要适当减少剂量，避免过量使用导致不良反应。

（2）老年人的药物代谢能力下降

老年人的肝肾功能逐渐减退，对药物的代谢和排泄能力也会下降。这可能导致药物在体内滞留时间延长，增加不良反应的风险。因此，在选择麻醉药时，应优先考虑那些在体内代谢较快、半衰期较短的药物。

（3）老年人存在更多的合并症

许多老年人患有高血压、糖尿病、心脏病等慢性疾病，这些疾病可能会影响麻醉药的效果和安全性。因此，在给老年人使用麻醉药时，需要充分考虑其合并症情况，避免药物相互作用导致不良后果。

（4）老年人术中监测与调整

在手术过程中，麻醉医生需要密切监测老年人的生命体征和麻醉深度，根据患者的反应及时调整麻醉药的用量。这有助于确保患者在手术过程中保持稳定的生命体征，降低并发症的风险。

确保老年人麻醉用药的安全性需要麻醉医生具备丰富的知识储备、临床经验和精湛的技术水平。麻醉医生需要对老年人的生理特点深入了解，能够根据患者的具体情况制订个性化的麻醉方案。同时，他们还需要熟练掌握各种麻醉药的特性和用法，确保在手术过程中能够灵活应对各种突发情况。

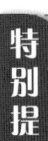

特别提醒

除了医生的努力外,患者和家属的配合也是确保麻醉安全的重要因素。在手术前,患者应该如实告知医生自己的身体状况和用药情况,以便医生能够更准确地评估麻醉风险。家属则应该给予患者充分的支持和鼓励,帮助他们保持良好的心态和情绪状态,以应对手术带来的挑战,共同为手术的成功贡献一份力量。

32. 老年人更怕痛吗

在日常生活中,我们经常会听到一种说法:"老年人更怕痛。"这一说法的背后到底隐藏着怎样的科学依据和真实情况?其实,老年人疼痛感知的生理变化有以下几方面。

(1) 神经系统功能衰退

随着年龄的增长,老年人的神经系统功能会逐渐衰退。这意味着他们的神经传导速度变慢,神经末梢数量减少,神经递质的合成和释放也可能受到影响。这些变化都可能导致老年人对疼痛的感知和反应与年轻人有所不同。老年人可能需要更强烈的刺激才能感知到疼痛,同时他们的疼痛反应也可能更为迟钝。因此,从疼痛感知上讲,老年人更不怕痛。

(2) 身体组织老化

除了神经系统外,老年人的身体组织也会随着年龄的增长而逐渐老化。这包括皮肤、肌肉、骨骼等各个部位。由于这些组织的老化，老年人更容易受到损伤和疼痛的影响。例如老年人的骨骼可能变得更加脆弱，容易发生骨折；肌肉也可能变得松弛无力，容易发生劳损和疼痛。

此外，老年人对疼痛有不一样的心理反应。随着年龄的增长，老年人经历的疼痛事件较多，社交圈子可能会逐渐缩小，社会支持也可能会减少。受限于早期医疗条件不足，老年人可能经历了包括手术、疾病、意外伤害等较差的疼痛管理。由于这些疼痛体验的积累，老年人对疼痛的耐受性可能会降低，对疼痛的恐惧感也会增加，面对疼痛时更加无助和孤独。他们可能更加担心疼痛会给自己带来身体上的伤害和不适，缺乏与他人的交流和分享，无法从他人那里获得安慰和支持，因此更容易产生焦虑和抑郁等负面情绪，并且这些情绪可能会加剧老年人对疼痛的恐惧和焦虑。

我们应该尊重老年人的疼痛感受。老年人的疼痛感受是真实而重要的，我们应该倾听他们的声音，关注他们的需求，为他们提供必要的支持和帮助。对于老年人来说，完善的医疗护理是缓解疼痛的关键。随着现在医学的进步，特别是麻醉学科的发展，患者在手术过程中及手术前后都可以做到无痛化。对于老年患者存在的慢性疼痛问题，作为麻醉分支的疼痛科也可以通过一系列的治疗手段缓解或治愈慢性疼痛。医生还应关注老年人的心理健康状况，为他们提供必要的心理支持和疏导。

特别提醒 老年人对疼痛的感知和反应是一个复杂而重要的问题，我们应该积极推广正确的疼痛认知。通过科普宣传和教育活动，让公众了解老年人疼痛感知的生理和心理特点，消除对老年人疼痛感知的误解和偏见。比如很多手术患者认为镇痛泵的应用会影响伤口愈合和康复，所以拒绝术后应用镇痛泵。实际上术后镇痛泵的应用不但不会影响患者的病情，而且有利于患者术后早期活动，加速患者康复。同时，我们也应该鼓励老年人积极面对疼痛问题，提高他们的自我照顾能力和生活质量。

> **延伸阅读**
>
> ### 为何有"老年人更怕痛"的普遍认知?
>
> 媒体在塑造公众对老年人疼痛感知的认知方面起着重要作用。一些媒体,特别是劣质自媒体的出现,可能会过度强调老年人对疼痛的敏感性和恐惧感,从而加深了这种普遍认知。例如一些新闻报道描述了老年人在接受手术或治疗时表现出极度的不安和恐惧,这可能会让公众误以为老年人普遍更怕痛。
>
> 社会文化因素也可能影响公众对老年人疼痛感知的认知。在一些文化中,老年人被视为弱势群体,需要更多的关爱和照顾。这种观念可能导致人们更加关注老年人的疼痛问题,从而形成了"老年人更怕痛"的普遍认知。此外,一些社会习俗和观念也可能影响老年人对疼痛的态度和反应。例如,在一些文化中,疼痛被视为一种勇气和坚韧的象征,老年人可能更倾向于隐藏自己的疼痛感受,以避免被视为软弱或无能。

33. 超高龄是麻醉的禁区吗

97岁的黄奶奶因摔倒导致左侧股骨发生粉碎性骨折,被收治入院。在入院后创伤骨科联合麻醉科对这位超高龄患者进行了全面的检查和充分的术前评估,麻醉团队为黄奶奶实施精确的半身麻醉联合适度镇静的麻醉方式,确保手术得以安全完成,并在术后对其实施良好的疼痛管理,黄奶奶很快康复出院。

三 关于麻醉你还需知道

当今社会，随着医疗技术的不断进步和人们健康意识的提高，越来越多的人能够享受到长寿的福祉。随之而来的是超高龄人群（通常指80岁以上）的增加。对于这部分人群来说，麻醉似乎成了一个不可逾越的障碍，甚至一些人会因此而放弃必要的手术治疗。然而，超高龄不是麻醉的禁忌，更不是禁区！

首先，年龄并不是评估一个人是否适合麻醉的唯一因素，超高龄并不意味着就不能接受麻醉。相反，针对超高龄患者的麻醉方案可以根据个体的身体状况、病史、手术类型等因素进行个性化调整，以确保手术安全和患者的舒适度。

其次，现代麻醉技术已经相当成熟和安全。麻醉医生经过专业培训，能够根据患者的具体情况选择最合适的麻醉方式，监测患者在手术过程中的生理指标，并随时调整麻醉深度，保障患者的安全。对于超高龄患者，特别是存在一些慢性疾病或多种病症的患者，麻醉医生会更加谨慎地制订麻醉方案，确保手术顺利进行。

再次，在手术前，麻醉团队通常会对患者进行全面的评估，包括超高龄患者的心血管功能、肺功能、肾功能等方面的实验室和影像学检查，以及详细沟通了解超高龄患者的过往病史、药物过敏情况等信息。这些评估可以帮助麻醉医生更好地了解超高龄患者的身体状况，为制订合适的麻醉方案提供依据。

此外，医生还会通过与超高龄患者和家人交流，评估超高龄患者的精神状态，确保超高龄患者在生理和心理上都具备手术条件。对于超高龄患者，术前麻醉医生会特别关注患者心、肺、肝、肾、脑等重要脏器的功能、血压、血糖和血红蛋白等指标。因为血压过高容易引发心脑血管意外，血糖过高容易导致术后感染，血红蛋白过低则可能引发术中供氧不足等问题。因此，术前麻醉医生会提前一天甚至几天对超高龄患者进行术前评估和准备。

在手术过程中，麻醉医生会综合考虑超高龄患者和手术方式等各种情况，选择个体化的麻醉方式，如静吸复合全身麻醉或区域阻滞或神经阻滞等，甚至两个或多个麻醉方式联合，确保超高龄患者在舒适、安全的条件下进行手术。同时，麻醉医生会密切监测超高龄患者的心跳、体温、血压等生命体征，对于一些特殊复杂的病情采取进一步针对性的监测、精细调控，及时甚至提前发现风险，积极处置病情，确保超高龄患者在手术过程中的生命安全。

手术结束后，麻醉医生会等待超高龄患者苏醒，在苏醒室观察确认生命体征平稳后，再将超高龄患者送回病房。若病情需要，麻醉医生会考虑将超高龄患者转运至重症监护室进一步观察治疗。由于超高龄患者对术后疼痛敏感，容易出现用药过量，因此术后需要精细化疼痛管理，精准控制药物剂量，并密切关注不良反应，如便秘、瘙痒、呼吸抑制等。另外，由于超高龄患者的大脑等各器官功能衰退，对手术的抗应激能力严重下降，容易导致术后精神障碍，针对诸多因素的预防及治疗，医生会在术前、术中及术后多个阶段进行有效评估及积极的干预，以减少术后精神障碍的发生，同时家属对患者进行积极心理疏导及安抚等也有利于超高龄患者的恢复。

特别提醒

随着麻醉技术的不断发展和完善，超高龄患者不再是麻醉的禁区。在充分的术前评估和精心设计的麻醉方案下，超高龄患者可以安全地度过手术关，重获健康。然而，麻醉风险仍然存在，这就需要麻醉医生、外科医生及其他相关科室的医护人员共同协作，紧密关注患者病情，确保麻醉过程的顺利进行。

34. 手术时为什么不能戴假牙

"你好，你嘴里有假牙吗？是固定的还是活动的？脱得下来吗？"
"你的牙齿有松动的吗？"

只要做过手术或者无痛胃肠镜检查，这两句话一定会被麻醉科的医生、护士追问。你可能会认为，打了一针，吸了几口氧气，睡着了，醒过来手术就做完了，觉得牙齿对手术不会有任何影响。假牙和松动的牙齿到底对手术和检查有什么影响？其实这里面大有学问。

做手术时，尤其是全麻手术时，需要将活动假牙（不是种植牙、烤瓷牙等固定假牙）脱下来。全麻手术时会给予患者肌松药使其达到松弛肌肉的效果，所以在手术时患者是无法自主呼吸的。麻醉医生会经口腔进行气管插管，借助麻醉机以保证患者在术中通气及呼吸管理。进行气管插管这项操作，需要撑开嘴巴，用一根硬质的长度约15厘米的喉镜伸到口腔深部，挑起声门，再将一根长管子插入气管内。在这个过程中，患者因麻醉睡着了，此时活动假牙有可能随着吞咽的动作脱落。而且如果遇到极松动的牙齿，再轻的触碰也可能造成其掉落。此外，在麻醉苏醒期，患者可能因过度用力咬住牙垫或者气管导管，增加假牙脱落的风险。

活动假牙如果掉落会发生以下危害。

（1）误掉入食管

如果掉落的是单颗活动假牙且体积较小，也没有较为锋利的钢丝，那假牙进入食管以后会随着消化道的蠕动进入胃腔，接着到肠道。24~48个小时后会随着粪便排出体外，这是最幸运的结果。

如果掉落的假牙体积较大，有锋利的部分，那可能会刮伤食管黏膜，或者卡在食管中间，这就需要用胃镜取出。假牙在胃肠道内容易损伤黏膜，引发迟发性出血、梗阻甚至穿孔，到时候就需要手术治疗。

（2）误掉入气管

在麻醉状态中，患者的反射性保护消失，吐不了也咳嗽不了，故活动假牙误入气管的话要比在清醒状态下危险得多。假牙掉入气管，阻塞气管或靠近气管分支的隆凸处，可使两侧主支气管的通气受到严重障碍，使氧饱和度开始下降。当人体内严重缺氧时，器官和组织会因为缺氧而广泛损伤、坏死，尤其是大脑。气管完全阻塞造成不能呼吸，极可能导致心脏骤停。只要抢救及时，解除气管阻塞，恢复呼吸，心跳随之恢复。但是，窒息是危重症最重要的死亡原因之一。

如果气管没有被完全阻塞，活动假牙经气管进入支气管，则在起初一段时间内表现为刺激性咳嗽和憋气，继而因气管内分泌物增多，气管黏膜肿胀而出现持续性咳嗽、肺不张或肺气肿的症状。活动假牙在气管内存留越久，反应越严重。假牙也可嵌顿在一侧支气管内，久之，被肉芽或纤维组织包裹，造成支气管阻塞，易引起继发感染。长时间的气管异物，有类似化脓性气管炎的临床表现，如咳痰带血，肺不张或肺气肿引起呼吸困难和缺氧。这种情况需要紧急气管镜介入手术取出活动假牙。

> **特别提醒**
>
> 如果有活动假牙或者牙齿松动的话，患者及家属要如实告知牙齿松动的位置、数量及松动程度，并配合检查。一般情况下，须取下活动性的假牙；如果牙齿松动影响插管，可以在麻醉前将松动的牙齿用线固定，贴在嘴边，尽可能防止牙齿脱落。

35. 开刀前的那些降压药

据统计，我国60岁以上老年人高血压的发病率已经超过50%，这使得高血压拥有了相当庞大的人口基数。而绝大部分的高血压患者需要长期服用降压药来维持血压在正常范围内，医生通常会告诉患者："降压药需要终身服用，并且不能随意自行中断，否则可能造成不良后果。如果在服药情况下出现低血压、血压波动或其他不良反应都应该及时就诊，在医生的指导下停药或换药。"

老年高血压患者很可能同时服用着 2~3 种降压药，这些降压药对手术及麻醉过程是否存在影响？在手术前是否需要停止服用？如果要停药，从什么时候开始比较合适？这些都是老年患者们比较关心的问题。

降压药的种类较多，以下为几种常见或对手术麻醉影响较大的降压药。

（1）利血平或复方利血平

利血平的不良反应较多，已经不再是治疗高血压的首选用药，因此现在服用利血平的高血压患者并不多。它的药理作用是通过消耗外周交感神经末梢的儿茶酚胺而发挥药效，通俗地说就是把人体自身产生的有升压作用的物质（儿茶酚胺）抵消掉，使血压无法升高，从而产生降压的作用。

但是在麻醉状态下，几乎所有的麻醉药都自带强效的降压功能，这时如果患者长期服用利血平，那么体内的升压物质（儿茶酚胺）早就被消耗殆尽，而生成新的儿茶酚胺需要时间。在麻醉药的作用下引起的血压降低将极难纠正，会出现严重且较长时间的低血压，进一步造成不良后果。

因此，在手术前需要停用利血平 5~7 天，为身体生成新的儿茶酚胺提供时间；而复方利血平由于其中利血平的含量较低，需要 3~5 天的术前停药时间。

（2）ARB 类（沙坦类）和 ACE-I 类（普利类）

ARB 类全称血管紧张素 II 受体拮抗剂，包括厄贝沙坦、氯沙坦、缬沙坦等；而 ACE-I 类全称血管紧张素转换酶抑制剂，包括卡托普利、依那普利、培哚普利等。以上药物名字有一个简便的记忆方法：××沙坦和××普利。

这两类降压药通常作用于容量血管（大静脉）。由于静脉的扩张潜力较大，能够储存大量的血液而被称为容量血管。沙坦类和普利类的药物可以降低静脉的收缩作用，使静脉内部压力下降，但同时也会使静脉扩张导致里面的血容量进一步增加（这不利于降压），因此常合并利尿药使用。为了方便，临床上常做成复合药，如缬沙坦氨氯地平片。这类药物也需要术前停药，以一定程度恢复静脉血管的收缩力，防止术中发生低血压。但停药时间无需太长，只要手术当天早晨的这一次服药暂停即可。

（3）利尿剂

利尿剂作用于肾脏，通过增加尿量排出身体水分，降低血管内血容量，从而起到降压的作用。在麻醉过程中，由于血容量减少而造成低血压的可能性很大，加之手术患者术前需要禁食、禁饮，甚至进行肠道准备（使用泻药），使血管内容量更少了，进一步增加了术中低血压的风险。因此利尿剂与沙坦类和普利类的药物一样，也建议于术前当天停服。

（4）β 受体拮抗药（洛尔类）

按照之前的记忆方法，β 受体拮抗药即为 ×× 洛尔，如阿替洛尔、美托洛尔、普萘洛尔等。β 受体拮抗药的主要作用是降低心率，突然停药会造成心率反跳性增快，因此术前不需要停药。术前禁饮清水的时间规定是 2 个小时，所以患者可以在手术当天适当早起，在 6 点左右饮用少量清水吞服药物，这样既不影响当天的手术安排，也不会造成无需停药的降压药物服用中断。

（5）钙离子通道阻滞剂（地平类）

钙离子通道阻滞剂常以 ×× 地平的结尾来命名，常见的包括硝苯地平、氨氯地平、尼卡地平等。地平类降压药物主要作用于动脉的肌肉层（平滑肌层），可以使动脉肌肉收缩的能力降低，扩张动脉，通过此方式来降低血压。这类药物也不需要术前停药，因为地平类降压药物与术中使用的大多数血管活性药物没有药理上的冲突，不影响术中升压或降压处理。

> **特别提醒**
>
> 降压药种类繁多，同时新型降压药也在不断涌现，因此不能一次性全部说明。如果遇到需要手术治疗的情况，请第一时间如实告知管床医生自己的病情和服药情况。如果是门诊手术，可以前往麻醉门诊或疼痛门诊就诊。管床医生或疼痛科门诊医生会根据每一位患者的病情进行判断并做出术前降压药处理方案：继续服用或停药，停药过程中是否需要其他替代的降压治疗等。患者无需焦虑，遵医嘱行事即可。

36. 手术前后，抗凝药该何去何从

随着老龄化社会进程，越来越多的老年人在进行正规心脑血管疾病治疗后，仍需要接受外科手术治疗。而这些合并心脑血管疾病的患者，多需要长期服用口服药，抗凝药就是其中一大类。

随着 2023 年国家医疗质量安全改进目标的实施，我国动静脉血栓防治水平进一步提升，抗凝观念进一步普及，低分子肝素及一些新型抗凝药的应用也越来越广泛。2023 年全年近 19 个科室共发布了 60 个抗凝相关指南共识，涉及患者众多，涉及科室广泛，同时，这些患者可能存在着各种各样的慢性或急性疾病需要进行不同手术治疗，而手术必然伴随着出血风险，抗凝药的使用对出血风险起着"共犯"作用。

围手术期如何管理抗凝药的使用，这不仅仅是手术医生、麻醉医生、护理人员、患者及其家属的关注重点，也是全社会乃至医保政府人员必须重视的一个问题，如若处理不当，不仅增加患者医疗风险，也会导致社会医疗成本增加。

抗凝药根据不同的作用机制和化学结构可分成3类。

（1）抑制凝血过程的抗凝药

华法林是维生素K拮抗剂（VKA）中最常用的一种，其治疗剂量区间较为狭窄且具有明显的个体差异，患者的年龄、体重、饮食情况等均可影响患者对该药物的敏感性；临床抗凝治疗中需进行抗凝强度监测，以国际标准比值（INR）为监控目标，控制INR在 $2.0 \sim 3.0$。

非维生素K拮抗剂直接抗凝药包括直接凝血酶抑制剂和直接Xa因子抑制剂。其中达比加群酯、利伐沙班等是目前临床上常用的直接口服抗凝药，又称为非维生素K拮抗剂类口服抗凝剂（NOAC）。直接Xa因子抑制剂通过抑制Xa因子、阻止凝血酶原转变为凝血酶而发挥抗凝作用，同时抑制内源性和外源性凝血途径，继而阻断纤维蛋白的形成，最终抑制血栓的形成及扩大。间接凝血酶抑制剂通过结合并激活抗凝血酶，间接抑制凝血因子主要是Xa和Ⅱa因子活性，从而发挥抗凝作用。

（2）抑制血小板聚集的抗血小板药

环氧合酶抑制剂（阿司匹林）不可逆地抑制环氧合酶1（COX-1），在高剂量时也可抑制环氧合酶2（COX-2）。

P2Y12受体拮抗剂有氯吡格雷、普拉格雷、替格瑞洛、坎格瑞洛等。P2Y12受体位于血小板表面，通过结合二磷酸腺苷（ADP）促使血小板聚集而发挥凝血作用。氯吡格雷和普拉格雷属于前体药物，血小板功能的恢复速率同血小板的更新速度一致，通常需要 $7 \sim 10$ 天。替格瑞洛的抑制作用具有可逆性，停药后抗血小板效应在 3～5 天消失。坎格瑞洛可逆性抑制 P2Y12 受体且在血浆中可快速被酶代谢，可通过静脉进行给药，在停止输注的 1 个小时内血小板功能可恢复到正常水平。

糖蛋白Ⅱb/Ⅲa 抑制剂有阿昔单抗、替罗非班、依替巴肽等。糖蛋白Ⅱb/Ⅲa 是血小板表面的受体，主要介导纤维蛋白原、血管性血友病因子和玻璃粘连蛋白与血小板的结合，从而使血小板发生交联，引起血小板聚集。

磷酸二酯酶（PDE）抑制剂有西洛他唑、双嘧达莫等。环磷酸腺苷（cAMP）作为细胞内信号传导的第二信使，在血小板聚集中发挥重要作用。

（3）纤溶药物

纤溶药物能够直接或间接激活纤维蛋白溶解酶原变成纤溶酶，从而降解血栓的主要成分纤维蛋白，促进血栓的裂解并达到开通血管的目的。目前根据药物发现的时间和药物特点，纤溶药物主要分为 3 类。

第一代纤溶药物（尿激酶、链激酶）不具有纤维蛋白特异性，可出现全身纤溶激活状态，增加出血风险。第二代纤溶药物（组织型纤溶酶原激活剂、单链尿激酶型纤溶酶原激活剂、重组人尿激酶原）目前较多应用于急性 ST 段抬高型心肌梗死的紧急溶栓治疗。第三代纤溶药物（替奈普酶、瑞替普酶），其中替奈普酶对纤维蛋白特异性较 t-PA 强，拮抗纤溶酶原激活抑制剂 -1（PAI-1）的能力较 t-PA 强。瑞替普酶是目前国内临床用的重组人组织型纤溶酶原激酶衍生物，血管开通率高，临床应用方便。

针对不同手术或操作需要，抗凝药的围手术期使用要求也有所不同。在围手术期中如何进行抗凝药的管理，需充分评估患者个体情况，平衡出血与血栓发生的风险。

延伸阅读

长期接受抗栓药治疗患者围手术期抗栓药物管理决策流程与方案

在评估患者停用抗血栓药后的血栓栓塞风险、手术出血风险、熟悉各类抗栓药的药理学特点,以及桥接方案后,权衡利弊决策是否在术前停用抗血栓药。若确认围手术期需停用药物,则根据患者使用药物的半衰期和患者自身情况决定停药时间,根据药物的起效时间决定术后恢复服药的时间;同时,根据药物的特性及血栓栓塞的风险分级,确认围手术期是否进行桥接并制订桥接方案。由于整个决策过程比较复杂,因而推荐形成多学科协作团队,共同会诊后,最终形成针对该患者的围手术期抗血栓药物管理方案。

37. 血压太高,为什么麻醉医生叫停手术

李大伯今年 65 岁,体重 80 千克,身高 170 厘米,因胆囊结石住院,准备行腹腔镜下胆囊切除术,平时生活在农村,身体健康,否认基础疾病。本次入院,测血压 193/111 毫米汞柱,手术医生看到后,觉得李老伯的血压较高,围术期风险较大,于是请了麻醉科和心内科会诊,帮助李老伯调节血压。麻醉医生会诊访视李大伯,使用床旁监护仪测量血压时,发现李大伯心率为 76 次 / 分,血压为 219/132 毫米汞柱。考虑李大伯有

些紧张,聊天放松后,再次测量血压依旧较高。麻醉医生考虑患者未规律控制血压。于是与外科医生沟通后决定暂停手术,让李大伯回去规律服用高血压药,待血压稳定后再行胆囊切除术。于是麻醉医生找到了在手术门口等待的家属,告诉他们手术取消的决定。

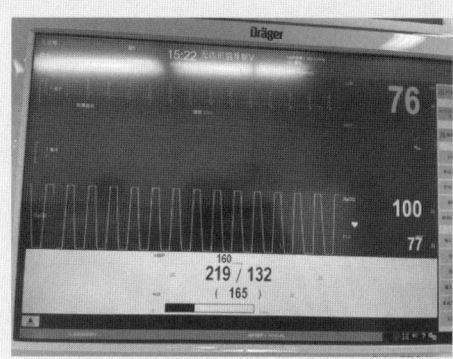

心电监护提示的心率和血压

李大伯的家属有些不解,说李大伯长期居住农村,忙于农活,连医院都没有去过,这次好不容易说服他做手术。现在不能边治疗高血压,边手术吗?这样也免除了多次往返医院的不便。

麻醉医生解释道:李大伯的血压收缩压达到了220毫米汞柱,舒张压130毫米汞柱,远远超过正常范围。这意味着心脏推动血液循环的负担很大,可能对手术中的心血管系统造成额外的压力。李大伯的血压异常升高可能会对手术的安全性构成严重威胁。根据麻醉学领域的临床指南和专家共识,我们决定暂停手术,以便进一步评估和控制血压,确保手术的顺利进行,并最大限度地降低患者的风险。为了安全,减少不便,我们建议李大伯转到心内科接受进一步治疗,控制血压,并排除其他心血管方面的疾病。

随后,经外科医生与心内科医生及家属沟通后,李大伯转入心内科病房接受进一步治疗。

高血压是一种常见的慢性心血管疾病，可能对手术的顺利进行产生不利影响。根据麻醉学领域的临床指南和专家共识，高血压可能会增加手术中心血管事件的风险，如心脏病发作或中风。在麻醉诱导和手术期间，给患者使用的麻醉药可能会对心血管系统产生影响，而高血压则增加了这些影响的不确定性和风险。

高血压会导致心脏承受更大的负荷，因为它需要更多的力量来推动血液循环。在麻醉诱导和手术过程中，麻醉药会降低心脏的收

延伸阅读

高血压患者术前评估很重要

根据2017年美国心脏病学会（ACC）联合美国心脏协会（AHA）指南修订版，高血压是指动脉血压在测量可靠的情况下超过130/80毫米汞柱。虽然大多数高血压患者属于原发性或基础性高血压，但也有一些重要的病因可以引起继发性高血压，包括原发性肾病、阻塞性睡眠呼吸暂停、嗜铬细胞瘤、肾血管性高血压、库欣综合征、甲状腺功能亢进症和主动脉缩窄。高血压可导致左心室肥厚、心力衰竭、缺血性心脏病、慢性肾病、缺血性脑卒中、脑出血和周围血管疾病的风险显著增加。高血压的持续时间和严重程度与后续的终末器官损伤、发病率和死亡率高度相关。对于高血压患者，术前评估的目的是确定是否存在继发性高血压的病因、是否有其他心血管危险因素（如吸烟、糖尿病）及是否存在终末器官损伤的证据。

虽然术前高血压与心血管并发症的风险增加相关，但一些国际性实践指南支持在收缩压＜180毫米汞柱、舒张压＜110毫米汞柱的情况下进行手术。这些患者在围手术期应继续维持常规降压药物治疗。对于重度高血压患者（即舒张压＞110毫米汞柱或收缩压＞180毫米汞柱），麻醉医生应权衡延迟手术、优化抗高血压治疗的获益，同时考虑延迟手术的风险。

缩能力和血管的张力，以确保手术的顺利进行。然而，如果患者的血压过高，可能会导致心脏病发作或中风等严重并发症。

高血压也可能对麻醉药的代谢和排泄产生影响。一些麻醉药在高血压患者体内的代谢速度可能会降低，这意味着药物可能会在体内停留更长的时间，增加药物的累积效应和不良反应的风险。因此，对于高血压患者，麻醉医生需要更加谨慎地选择麻醉药，并调整药物剂量以减少不良反应的发生。

除了对心血管系统的影响外，高血压还可能导致其他并发症，如动脉硬化、血栓形成等。这些并发症可能增加手术中出血、血栓等并发症的风险，进一步加重了手术的风险。

然而，在紧急情况下，医生可能需要采取快速的措施来控制高血压。这可能包括使用快速降压药物，如硝普钠、硝酸甘油等，以迅速降低血压。在一些情况下可能需要推迟手术，给予患者更多时间来控制血压，并减少手术风险。

38. 躺太久的老年人，麻醉风险在哪里

老年人是社会中需要特别关注与照顾的群体，随着年龄的增长，他们对于各类手术和治疗的承受能力也相应减弱。当老年人长时间卧床后，他们面临的麻醉风险更为突出。明确老年人躺太久后接受麻醉手术所面临的风险，可以为术前准备和风险告知提供依据。

（1）生理功能下降导致的麻醉风险

老年人心血管系统的退化是普遍现象，长时间卧床会加剧这一趋势。心血管系统风险在麻醉过程中尤为突出，心脏对麻醉药的耐

受性降低,容易出现心律失常、心力衰竭等严重并发症。

老年人的呼吸系统功能通常较弱,长时间卧床可能导致肺部感染、肺不张等问题。在麻醉过程中,老年人容易出现呼吸抑制、氧饱和度下降等呼吸系统风险。此外,麻醉药还可能影响老年人的呼吸中枢,导致呼吸骤停等严重后果。

老年人的神经系统功能衰退,长时间卧床可能加重认知功能障碍。麻醉药对神经系统的抑制作用可能使老年人出现意识障碍、谵妄等不良反应。此外,麻醉过程中可能出现的低血压、缺氧等因素也可能对老年人的神经系统造成进一步损害。

(2)药物代谢与排泄障碍引起的麻醉风险

老年人的肝肾功能通常较弱,药物代谢能力下降。长时间卧床可能导致肝肾功能进一步受损,影响麻醉药的代谢。这可能导致麻醉药在体内蓄积,延长麻醉作用时间,增加药物不良反应的发生风险。

(3)免疫系统功能下降引发的感染风险

老年人免疫系统功能衰退,长时间卧床可能导致免疫功能进一步下降。在麻醉过程中,老年人容易出现感染并发症,如呼吸道感染、尿路感染等。这些感染不仅可能影响手术效果,还可能威胁老年人的生命安全。

(4)下肢深静脉血栓形成的风险

深静脉血栓通常是指下肢深静脉血栓,可能由静脉壁损伤、血流缓慢、血液高凝等多种因素引起。随年龄增大,下肢深静脉血栓形成的发病率逐步增高。长期卧床高龄人群由于长期制动,血管弹性减弱,下肢静脉血液流速减缓,深静脉血栓形成的风险增高。另外,老年患者由于合并多种疾病,长期服用某些药物,如脱水药等,也会导致血液高凝状态,增加血栓形成的风险。

深静脉血栓对麻醉的影响主要体现在增加麻醉的风险和复杂性。

当进行麻醉手术时,尤其是全身麻醉,可能会引发一系列不良后果。首先,全身麻醉可能会导致血压升高、心率加快,影响心脏的正常运行。这种生理变化可能进一步加剧血栓的形成,增加血栓脱落的风险,从而可能引发严重的并发症,如肺栓塞等。其次,麻醉药在体内的代谢和清除过程可能会受到影响。血栓可能使静脉或动脉管腔变狭窄,影响麻醉药的正常分布和代谢,导致药物效果减弱或毒性增加。降低麻醉的有效性,并增加麻醉相关的不良反应和并发症。此外,深静脉血栓患者在麻醉过程中可能更容易出现出血和凝血功能障碍。这可能导致手术部位的出血难以控制,增加手术的风险和复杂性。

(5)心理与社会因素加剧的麻醉风险

老年人在接受手术和麻醉时,社会支持显得尤为重要。然而,长时间卧床可能导致老年人与家人、朋友的联系减少,社会支持不足。这可能影响老年人的心理状态和康复信心,使老年人可能面临孤独、无助、恐惧和焦虑等心理问题。这种心理状态可能影响老年人的合作程度,增加麻醉操作的难度,也增加麻醉的风险。同时,心理压力还可能影响老年人的免疫系统功能,进一步加剧感染风险。

(6)其他潜在风险

长期卧床的老年人可能存在多种慢性疾病,如糖尿病、慢性肺部疾病、骨质疏松等问题,在不同程度上提高了手术麻醉的风险。

在实际操作中,医生会采取以下措施来降低老年人的麻醉风险:首先,对老年人的身体状况进行全面评估,了解他们的疾病史、用药史等信息,以便制订合适的麻醉计划;其次,优化麻醉药的选择和剂量调整,避免药物在体内蓄积或排泄不畅导致的不良反应;同时,加强围手术期的监测和护理,及时发现并处理可能出现的并发症;此外,关注老年人的心理和社会需求,提供必要的心理支持和社会支持,帮助他们缓解焦虑和恐惧情绪,提高手术和康复的信心。

> **特别提醒**
>
> 老年人躺太久后接受麻醉手术面临的风险是多方面的。降低老年人麻醉风险是一个系统工程，需要医护人员、患者家属及社会各方面的共同努力。通过不断提高医疗技术水平、加强患者教育和护理、完善社会保障体系等措施，我们可以为老年人提供更加安全、有效的医疗服务，让他们在晚年生活中享受到更好的健康保障。

39. 老年患者能做腹腔镜手术吗

腹腔镜手术是指利用现代高科技医疗科学技术完成的手术，是在密闭的腹腔内通过腹腔镜在高科技显示屏监视、引导下在腹外操作手术器械，完成对病变组织的探查、电凝、止血、组织分离与切开、缝合等操作。相比于传统开腹手术，腹腔镜手术具有创伤小、并发症少、恢复快等优点，目前广泛用于普外科、泌尿外科、妇产科、消化内科、心胸外科等多种常见疾病的手术。腹腔镜手术又分为气体性腹腔镜（简称气腹）和非气体性腹腔镜，临床上常用后者，其中二氧化碳气体性腹腔镜最为多见。

进行腹腔镜手术时，身体会发生以下变化。

（1）呼吸系统变化

气腹时，腹腔内注入二氧化碳气体，导致膈肌上移，肺底部肺段受压，进而使肺顺应性下降。这会影响通气功能，使气道压力上升，功能残气量减少，潮气量及肺泡通气量也相应减少。气腹还会干扰肺内气体分布和通气/灌流比例，从而影响身体的氧合功能。

同时，大量二氧化碳气体被腹膜吸收入血，可能引起身体酸碱平衡变化，导致高碳酸血症，进一步影响呼吸功能。

（2）循环系统变化

气腹时，腹内压升高会对循环系统产生显著影响。研究发现，气腹可引起收缩压、舒张压及平均动脉压升高，心率加快。此外，外周血管阻力和肺循环阻力也会增高，而每搏输出量可能下降，心输出量和心脏指数则可能稳定或下降。若伴有高碳酸血症，还可能引起交感神经兴奋，释放儿茶酚胺、垂体后叶激素等缩血管物质，导致心肌氧耗量增加，影响血流动力学。

（3）神经系统变化

在头低位等特定体位下，气腹可能导致颅内压升高，这对老年人来说尤为不利，可能增加脑疝等严重并发症的风险。

（4）其他系统变化

气腹时，肾血管可能受压，导致肾灌注量减少，进而影响肾功能。老年人胃肠功能本身较弱，腹腔镜手术后可能出现胃肠蠕动减慢、腹胀等症状。此外，由于气腹和手术操作的影响，还可能发生胃内压升高、胃液反流等风险。

（5）体位变化的影响

在腹腔镜手术中，患者需要根据手术部位采取不同的体位，如头高脚低位、头低脚高位等。这些体位变化本身也会对老年人的病理生理状态产生影响。例如，头低位可能加重膈肌上移和肺容量减少的程度；而头高位则可能引起静脉回流减少等。

如果老年人身体素质比较好，没有伴随心脏病、高血压等疾病，一般是可以做腹腔镜手术的，但需做好术前评估与检查。

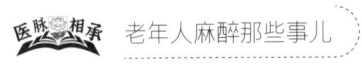

40. 麻醉会增加老年人患痴呆的风险吗

随着医疗技术的不断进步，特别是舒适化医疗需求的增加，麻醉在手术和医疗过程中的重要性日益凸显。然而，关于麻醉是否会增加老年人患痴呆风险的讨论却持续不断。即便是年轻人也因害怕麻醉使人变傻，逃避相关检查而贻误病情。麻醉作为手术和医疗过程中不可或缺的一环，其潜在风险不容忽视。

麻醉和手术是一个整体，两者是分不开的。但患者往往会忽略手术应激对脑功能的损害。手术过程可能引发炎症反应，这种炎症反应可能对大脑细胞造成损伤。炎症反应会导致大脑细胞释放炎症介质，这些介质可能破坏细胞结构和功能，从而导致认知功能衰退。老年人可能更容易受到炎症反应的影响。

随着年龄的增长，老年人的代谢能力下降。这意味着老年人在接受麻醉后，药物在体内停留的时间可能更长，从而影响中枢神经系统。这种代谢减慢可能导致老年人出现短期记忆和注意力障碍，进而影响到术后的认知功能评估。麻醉药还可能通过影响神经递质的平衡来影响老年人的认知功能。神经递质是神经元之间传递信息的化学物质，在大脑的学习和记忆过程中发挥着重要作用。麻醉药可能改变神经递质的浓度和活性，从而导致神经递质失衡，影响老年人的认知功能。

一些研究表明，老年人在接受麻醉手术后，其认知功能可能会暂时下降，但这种下降通常是可逆的，随着药物的代谢和患者的康复，认知功能会逐渐恢复。

某些麻醉药具有神经毒性，可能损伤大脑细胞结构和功能。长期或高剂量使用这些麻醉药可能导致认知功能衰退，从而增加老年人罹患痴呆的风险。然而，目前关于麻醉药神经毒性作用的研究结果并不一致。一些研究认为麻醉药对大脑细胞的损伤是轻微的，且不足以导致痴呆；而另一些研究则发现，长期或高剂量使用麻醉药可能与痴呆的发生有关；甚至还有研究发现一些麻醉药具有神经保护作用。这种不一致性可能与研究设计、样本选择、麻醉剂种类和使用方法等因素有关。

老年患者在接受麻醉后可能会出现谵妄，此时患者会出现意识障碍、行为异常等症状。这些症状容易被误认为是老年期痴呆的症状，从而加重病情。术后谵妄是一种急性脑功能紊乱状态，通常由多种因素引起，其中麻醉及手术应激是重要因素之一。然而，术后谵妄通常是暂时性的，随着麻醉药的代谢和患者的康复，症状会逐渐消失。因此，在评估老年患者术后的认知功能时，应充分考虑到术后谵妄的可能性，以避免误诊和误治。

降低麻醉对老年人的影响可以从以下几方面入手。

（1）术前评估

在手术前，医生应对老年患者进行全面的评估，包括身体状况、认知功能、药物使用情况等。这有助于医生了解患者的整体状况，制订合适的麻醉方案。对于存在认知功能障碍的老年患者，医生应更加谨慎地评估其手术和麻醉的风险。

（2）选择合适的麻醉药

医生应根据患者的具体情况选择合适的麻醉药，并控制药物剂量和使用时间。避免使用具有神经毒性的麻醉药，以降低对大脑细胞的损伤。同时，医生应根据患者的年龄、体重、肝肾功能等因素调整药物剂量，确保麻醉药在安全范围内使用。

（3）术中监测

在手术过程中，医生应密切监测患者的生命体征和神经状态，特别是脑氧，脑电双频指数（BIS）等神经检测新技术的应用。一旦发现患者出现异常反应，应及时调整麻醉方案并采取措施处理。这有助于避免麻醉药过量或使用不当对老年患者造成的损害。

（4）术后康复

手术后，医生应对患者进行康复指导和评估，包括认知功能评估、药物使用情况等。这有助于及时发现并处理与麻醉相关的并发症，降低老年患者患痴呆的风险。同时，患者应积极配合医生的康复计划，保持良好的生活习惯和心态，以促进身体的康复和认知功能的恢复。

41. 回病房后浑身发抖和麻醉有关吗

"医生，为什么我做完手术后会一直控制不住地抖个不停？"不管是冬天还是夏天的时候，都会有患者及家属为手术后出现的浑身抖动不停而感到担心，那么手术之后到底为什么患者会出现"瑟瑟发抖"的现象？是否与麻醉有关？

手术后患者出现浑身不自主地发抖，这种现象在医学上被称为术后寒战，是人体对中心体温降低的一种生理反应。人体通过全身肌肉不自主地快速剧烈收缩，产生大量的热量，以维持人体正常的体温。术后寒战是手术后常见的并发症之一，它不仅给患者带来身体上的不适，还可能影响术后恢复。因此，对术后寒战的认识和预防治疗显得尤为重要。

术后寒战的原因多种多样，主要可以归纳为以下几个方面。

（1）麻醉因素

手术过程中使用的麻醉药，特别是全身麻醉，会抑制体温调节中枢，导致患者体温下降，从而引发寒战。若患者进行椎管内阻滞麻醉（俗称"半身麻醉"或"半麻"）后，局部麻醉药起效后抑制血管收缩，阻滞区域内血管扩张散热、肌肉松弛丧失了产热功能、温度感觉传导被阻滞，导致体温调节障碍，抑制了身体对温度改变的调节反应，患者只能通过自主防御反应来提高身体的核心体温，从而导致寒战反应。此外，麻醉药的代谢过程中也会产生热量，但麻醉状态下患者的肌肉活动减少，产热减少，散热增加，进一步加剧了体温下降和寒战的发生。

（2）环境因素

手术室通常为了保持清洁而采用层流系统，导致室内温度偏低。同时，手术过程中患者的身体暴露，消毒液的使用及冷液体的输注等都会带走大量热量，使患者的体温下降，从而诱发寒战。

（3）输血输液因素

大量输入库存血或液体时，一方面由于库存血或液体温度较低，会直接导致患者体温下降或引发免疫反应。另外，由于其中可能含有的致热源，通过使温度调定点上移，也可诱发寒战。

（4）心理因素

手术对于患者来说是一种强烈的心理应激源。焦虑、紧张和恐惧等情绪反应可能导致交感神经兴奋，影响体温调节中枢，进而引发寒战。

（5）感染因素

术后感染是引发寒战的另一重要原因。手术切口的感染、导尿管的感染及其他部位的感染都可能引发寒战，这类寒战通常伴有高热和其他感染症状。

针对上述原因，可以采取以下措施来预防术后寒战的发生。
- 调整手术室温度：保持手术室温度在 24~26℃，湿度在 40%~60%，以减少患者手术过程中的热量散失。

- 保暖措施：在手术过程中使用保温毯、加热床垫等设备，对患者暴露部位进行保暖。同时，尽量减少患者身体暴露的时间，以及减少消毒液和冷液体的使用。
- 输血、输液管理：对于需要输血或大量输液的患者，应预先将血液或液体加热至接近体温的温度或者使用输血输液加温器和管路，以减少热量损失和免疫反应的发生。
- 心理干预：在手术前对患者进行心理疏导，减轻其焦虑和恐惧情绪，降低交感神经的兴奋性，从而减少寒战的发生。
- 预防感染：严格遵守无菌操作原则，减少手术切口的感染风险。对于导尿管等可能引起感染的设备，应定期更换并清洁消毒。

对于已经发生术后寒战的患者，我们应采取以下治疗措施：立即给患者加盖被褥或使用保温设备，提高环境温度，帮助患者恢复体温；对于严重寒战的患者，可以使用解热镇痛药或激素类药物进行治疗，但应注意药物的不良反应和使用禁忌；对于感染引起的寒战，应积极进行抗感染治疗，选择敏感抗生素控制感染；对患者进行心理安慰和支持，减轻其紧张和恐惧情绪，有助于缓解寒战症状。

> **特别提醒**
>
> 术后寒战是一种常见的并发症，其发生原因多种多样，麻醉因素只是其中之一。我们可以通过调整手术室温度、采取保暖措施、合理管理输血输液、进行心理干预和预防感染等措施来预防术后寒战的发生。对于已经发生寒战的患者，需要采取保暖治疗、药物治疗、抗感染治疗和心理支持等综合治疗措施。此外，我们还可以使用药物对症治疗，如镇静剂减少焦虑，镇痛药控制寒战的发生，以帮助患者尽快恢复健康。当然，针对术后寒战，我们还是需要采取以预防为主的策略。

42. 麻醉后必须要去枕平卧吗

在外科病房里常常能听到护士对刚从手术室回来的患者及家属交代在手术回来的 6 个小时内要保持去枕平卧。然而去枕平卧位是一种舒适度很差的体位，因此常常会有患者会询问医生或护士是否能采用其他体位以提高自己的舒适度。那么，到底为什么要去枕平卧呢？

通常来说，术后选择去枕平卧位的目的是防止呕吐物误吸，预防术后头痛，但长时间的去枕平卧会给患者的肩颈和腰背带来较大的压力，从而带来不适。事实上，手术麻醉后是否需要去枕平卧与患者具体的手术方式和麻醉方式有关，因此要求所有患者术后去枕平卧 6 个小时并不合理。

全身麻醉是指将麻醉药通过吸入或静脉输液的方式进入体内，从而抑制中枢神经，使神志消失。对于全身麻醉而言，呕吐和误吸是引起患者呼吸道堵塞和窒息的常见原因，因此医护人员常常会要求患者在麻醉苏醒后行去枕平卧，头偏向一侧。

全麻术后患者的体位应该根据手术部位及疾病性质来进行选择。

（1）全麻腹部手术

对于意识清晰，生命体征平稳的患者早期宜采用半卧位（床头抬高 10°~45°）。许多研究表明半卧位可以改善呼吸及促进腹部的引流，并且可以有效降低术后腹部疼痛、腰背不适和呼吸不适的发生率。

（2）全麻下头面部手术

研究表明，术后直接半卧位的患者相较于术后去枕平卧的患者，术后 6 个小时内恶心、呕吐及头痛的发生率更高，因此对于全麻下头面部手术的患者更建议在术后 6 个小时内保持去枕平卧位而后逐步抬高床头，以保证患者的安全。

（3）全麻下胸部手术

对于肺部手术及心脏手术的患者早期的低坡卧位或休克卧位可以使患者的膈肌下移，从而帮助肺部膨胀，有利于肺部通气。同时，这也能帮助气道分泌物的清除，减少肺部并发症的发生率。

椎管内麻醉术后患者通常会被要求去枕平卧6个小时。椎管内麻醉主要分为蛛网膜下隙阻滞（俗称腰麻）和硬脊膜外阻滞（也称为硬膜外阻滞）。从解剖学看蛛网膜下隙与脑室相连，因此蛛网膜下隙内含有脑脊液，而脑脊液的外漏会引起颅内压降低，从而导致头部的剧烈疼痛。因此，为了避免脑脊液外漏引发的头痛，医护人员会要求腰麻术后的患者去枕平卧6~8个小时。

由于硬膜外隙不含有脑脊液，因此在正常情况下硬膜外阻滞并不会因为脑脊液动力学的改变从而引发低颅内压性头痛。许多研究表明，硬膜外麻醉术后的患者可以采取自由体位来提高舒适度。

> **特别提醒**
>
> 麻醉术后的体位看似是很简单的问题，但实际上与患者术后的康复、舒适度及疾病管理都有着密切的联系。患者及其家属在麻醉术后要及时与医护人员沟通了解自己适合的体位，而医护人员也应时刻关注患者的呼吸和舒适度的情况并及时处理。

43. 为什么手术以后想尿尿不出

"医生，我肚子好胀，想要解小便！"在麻醉复苏室内总会听到术后未插导尿管的男性患者提出此类需求，可当尿壶拿来后患者却怎么也解不出小便。患者明明能感受到尿意，却无法自行排便。这是因为出现了术后尿潴留。

术后尿潴留（POUR）是指尿液充满膀胱但是无法自行或者完全排出，是一种常见的麻醉手术相关并发症，发生在麻醉复苏室及回到病房后。POUR可见于术后未插尿管的患者或者术后留置尿管，拔除尿管超过6~8个小时后仍无法自主排尿的患者。患者主要表现为烦躁不安、下腹胀痛、急于排尿而又不能排出、可触及充盈的膀胱。

研究表明，POUR的发生率为5%~69%，会导致膀胱过度充盈和永久的逼尿肌损伤，通常需要膀胱导尿处理。由于这是一项侵入性操作，会增加导管相关性尿路感染的风险，给患者带来痛苦和不便，延长住院时间，增加医疗费用。POUR的发生是由多种因素所引起的，早期识别POUR的高危人群并给予针对性的预防和治疗措施具有重要意义。

术后尿潴留主要是由于手术麻醉后排尿反射受到抑制，手术过程中损伤神经，切口疼痛等引起膀胱括约肌反射性痉挛，机械性梗阻及患者不习惯床上排尿等原因引起。同时，当患者存在糖尿病并发症或高龄退变导致自主神经功能障碍，或者存在脊髓损伤时，排尿反射不能完成。而部分手术毗邻盆腔神经丛，如直肠癌系膜剥离可能会损伤神经、前列腺手术可能会破坏膀胱括约肌，从而破坏排尿反射，往往术后会出现泌尿障碍甚至性功能障碍。因此，当控制排尿机制中任何一环节由于患者自身因素（年龄、性别、伴随疾病、心理）或外部因素（手术、麻醉）而被抑制时，都会发生尿潴留。

（1）年龄因素

POUR的发生率随着年龄的增长而增加。与50岁以下的患者相比，50岁及以上患者POUR的发生率增加了2.4倍。这可能是由于随着年龄的增长，身体各脏器功能逐渐下降，神经元也在发生退行性改变。

(2)性别因素

POUR 在男性中的发病率（4.7%）高于女性（2.9%）。一般来说男性患者比女性患者会更容易发生术后尿潴留，因为男性的尿道本就细长、弯曲，年龄增大后，还大多容易伴有前列腺增生等疾病，导致男性患者较女性患者的 POUR 发生率更高。

(3)伴随疾病因素

研究表明，前列腺癌、良性前列腺增生及伴随的神经系统病变，如脑卒中、脊髓灰质炎、多发性硬化症、脊髓病变等为术后尿潴留发展的诱发因素，通常受这些共病影响的老年患者 POUR 的发病率更高。同时，当患者伴有糖尿病，发生 POUR 的风险会增加，主要是由于糖尿病导致的神经病变会引起泌尿系统问题。

(4)心理因素

术前心理准备不足是导致术后出现尿潴留的一个重要因素。术前未经过卧床排尿训练，对手术的恐惧焦虑、医院环境不适应、医护人员不信任等均易出现尿潴留。由于术后患者的排尿姿势突然发生改变，不习惯卧床排尿，易使感到紧张、害羞，还有因害怕疼痛刺激或术后切口裂开而不敢用力排尿等。

(5)手术因素

对于不同的手术类型，POUR 的发生率存在着差异。其中肛肠或骨盆手术 POUR 的发生率较高，主要是由于手术创伤牵拉使支配膀胱的神经功能紊乱，致膀胱括约肌反射性痉挛，导致排尿不畅。而手术时间越长，术后越容易发生尿潴留，主要与术中未控制补液量有关。

(6)麻醉因素

麻醉越深，时间越长，POUR 的可能性就越大。一般来说，蛛网膜下腔麻醉 POUR 的发生率高于全身麻醉。麻醉性镇痛药及患者术后自控镇痛泵的使用也会导致 POUR 的发生风险增加，较长时间的麻醉和使用镇痛药可造成术后排尿功能暂时性抑制、膀胱收缩和感觉功能障碍，导致 POUR 的发生。

协助排尿可从以下几方面入手：根据患者的个人情况，有针对性的实施心理护理；向患者耐心解释，缓解其术后疼痛及焦虑情绪；创造良好的排尿环境，鼓励患者尽早排尿；病情允许的情况下协助患者调整体位如坐起或下床站立排尿，需绝对卧床的患者可以协助其半坐位，使其能以舒适的方式排尿。若患者仍排不出小便，可让患者听流水声或用温水缓缓冲洗会阴部，使其肌肉放松，尿意感增强；或通过热敷、按摩下腹，刺激膀胱肌收缩，引起反射性排尿。必要时实施导尿术，注意无菌操作。

麻醉医生术前麻醉访视时了解患者的相关病史，识别 POUR 高危患者，尽量让患者控制血糖，治疗前列腺疾病，根据麻醉时长与外科医生共同协商做出留置导尿的正确选择，可在手术开始前放置导尿管以排空膀胱。注意控制术前、术中及术后的补液量。同时，男性患者对导尿管非常敏感，应尽早拔除导尿管以利于患者休息和活动，减少尿路感染，有利于膀胱功能的恢复。如果术中没有邻近器官的损伤，应缩短术后留置导尿管时间。

研究发现，使用 α-肾上腺素受体阻滞剂能促进逼尿肌收缩和膀胱括约肌松弛，解除尿道括约肌痉挛促进排尿，有效缓解 POUR。而在麻醉用药时应考虑阿片类和抗胆碱类药物的用量与时机。对于术后镇痛，既要避免镇痛不足，又要避免药物过量影响排尿反射。

中医药治疗主要包括中药内治、针灸、艾灸等。艾灸对于术后尿潴留有着重要的作用。足三里、三阴交等穴是历代针灸医家常用的有效穴。利用艾灸温热刺激，可达到收缩膀胱、促进损伤神经的修复和反射弧的重建，同时提高身体的抗病能力，缓解患者紧张、焦虑情绪，达到排尿通畅、预防泌尿系统感染的目的。

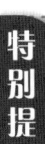

特别提醒

尿潴留是手术后常见的并发症,会给患者带来痛苦,对患者的恢复极为不利。其关键问题还在于预防。对于POUR的高危患者,应采取针对性的预防措施,减少POUR的发生。发生POUR后,如在麻醉复苏室内能及时发现并及时处理,可避免造成严重的后果,以便于提高患者术后康复质量。

44. 甲状腺手术后为什么吐得这么厉害

普外科术后恶心呕吐(PONV)发生率为20%~30%,在未采取任何预防措施的情况下为70%~80%。甲状腺手术因其特殊的体位等原因,导致术后恶心呕吐发生率较高。术后恶心呕吐会严重影响患者术后快速康复,甚至由于恶心呕吐导致误吸、刀口裂开,术后出血等严重并发症。因此,对甲状腺术后恶心呕吐的防治工作显得尤为重要。

女性甲状腺患者术后恶心呕吐的发生率明显高于男性,究其原因就在于女性患者体内性激素、促性腺激素与男性存在明显差异。年龄<50岁(年轻人比中老年人更容易发生PONV),晕动史,术后恶心呕吐史,吸烟史,还包括病房的噪音、灯光、气味等,也是导致PONV发生的影响因素。

术后出现头痛、呕吐症状与手术体位及手术时间有关,时间越长出现症状概率越高。由于甲状腺手术的特殊体位,在术中颈部过度后仰,椎前肌肉和韧带处于过伸状态,椎后肌肉和韧带处于受挤状态,因缺血疲劳而损伤,头部过度后仰,造成脑部血流供应失调,产生中枢性恶心呕吐。术后患者的体位突然变动,影响前庭功能,引起一系列以眩晕为主的临床表现。前庭受刺激后,影响网状结构,引起血压下降和呕吐,有晕动症和曾有过恶心呕吐史的患者有较高的发生率。

麻醉方式的选择与麻醉药的不良反应都和恶心呕吐有很大关系。全麻患者的恶心呕吐发生率明显高于局麻患者。吸入性麻醉方式患者恶心呕吐发生率大于静脉麻醉。应用阿片类药物镇痛的患者,恶心呕吐的发生率也会明显增高。

麻醉医生在术前应该向患者说明手术流程及术后可能出现的并发症类型,使患者能够提前知晓自身接受的手术治疗效果、安全性、流程及注意事项等。患者完成手术后,麻醉医生需对恶心呕吐患者的引发因素进行分析,告知患者该症状较为常见,从而使其消除顾虑,增强康复信心。对患者进行术前体位指导可以使患者尽可能地适应术后过度后仰的体位,有效缓解患者术后头痛、恶心、呕吐等手术体位综合征的发生。指导患者练习仰卧体位,于患者双肩下垫置软枕且垫高 20~30 厘米,指导患者充分暴露颈部且持续 1~2 个小时,体位练习 2 次 / 天。可以根据患者的实际情况及耐受程度将体位练习时间调整至 1.5~2.5 小时 / 次。在训练期间,需告知患者精神放松,并将体位调整至最佳状态。

此外,为患者创建良好的治疗环境很重要,保证病房清洁、干燥、通风、安静,确保房间无异味,调整仪器的报警音量。并对同病室的患者及家属进行指导,让其尽量小声交流。若患者的恶心呕吐属于轻度,可以予以柠檬片,从而使其症状有效缓解。

如果发生呕吐,有以下几项处理要点。

(1) 呕吐护理

患者一旦发生恶心呕吐等症状,护理人员应该立即协助患者用手按压伤口,缓解伤口张力较大的现象,同时指导患者头部偏向一侧,于其颈部垫置小块治疗巾以方便呕吐,呕吐结束后更换,避免对患者颈部伤口造成污染。恶心呕吐是诱发甲状腺手术患者切口出血的重要原因之一,应观察其伤口敷料是否存在污染、是否存在伤口渗血现象，做好伤口护理工作。在患者呕吐以后立即给予其清水清洗口腔，患者呕吐后暂时禁食12个小时，且根据患者实际情况决定是否通过静脉输液补充能量。

（2）药物指导

患者术前可以口服抑酸制剂、抗呕吐药等，通常小剂量的止呕药就能有效降低患者术后恶心、呕吐的发病率。

（3）饮食限制

在患者术后6个小时内饮水20~30毫升。若饮水30分钟后患者无呕吐、恶心等症状，患者可以进食清淡、易消化的流食。

（4）穴位按摩

给予患者肝俞、胆俞、肺俞、三焦等部位的穴位按摩，根据患者情况选择按压位置、力度及持续时间，缓解患者术后恶心、呕吐症状的严重程度。

> **特别提醒**
>
> 甲状腺术后恶心呕吐很容易对患者的手术切口造成污染，导致患者出现误吸、气管压迫等症状，严重者甚至会影响患者正常的手术效果。分析患者恶心呕吐的发生原因并给予针对性、预防性的护理措施，能有效降低患者恶心呕吐发生率并缓解其病情严重程度，对提升患者预后效果也有重要意义。麻醉医生术前会根据患者病史及手术类型等，评估该患者是否属于PONV的高危人群，而采取相应的预防性药物及措施，以尽量减少术后恶心呕吐的发生及带来的不良影响。

45. 手术之后如果需要禁食，不能停的药怎么吃

在全麻手术后，医生通常会告知患者及家属术后的注意事项，其中，医生会重点强调术后的禁食时间，在这段时间内患者不能吃东西也不能喝水。由于手术的不同，禁食时间也会有差异。但是有些患者有糖尿病、高血压等需要长期服用药物的疾病，与医生的禁食要求发生了冲突，这该如何处理呢？

通常术后禁食禁饮的要求有以下几个原因。

- 全麻或其他麻醉手术后，由于体内麻醉药未完全代谢排出体外，术后可能继发恶心、呕吐；吞咽功能和自我保护性反射也会下降。如果过早进食会刺激胃酸分泌，可能会引起食物反流、恶心、呕吐、咳嗽等，甚至会导致呕吐物进入气道，造成误吸甚至窒息。
- 患者的胃肠蠕动和消化功能在手术后没有完全恢复，如果过早地进食、饮水，容易导致腹胀、腹痛、恶心、呕吐，甚至出现肠梗阻。
- 涉及胃肠道的手术，消化道创口没有完全愈合，如果过早进食、饮水，可导致感染或消化道瘘等严重并发症。

对于术后禁食时间，由于患者的身体状况及手术过程的不同，会有差异，根据麻醉方式和手术部位有区分。镇静类麻醉（俗称静脉麻醉）如无痛人流、胃肠镜检查、纤支镜检查等，麻醉结束后1～2个小时或者清醒后可进食清饮料；如涉及较大创伤的消化道内镜治疗，进食时间由内镜医生决定。神经阻滞类手术后和椎管内麻醉后，待麻醉平面退到脐部以下（清醒状态）即刻可以饮食。非腹部的手术在全麻术后6个小时，肠道功能恢复（即排气）后方可进食。胃肠道相关或腹腔内手术，全麻术后禁食、禁水的时间需要根据手术医生的指导确定，通常需要等到胃肠道功能恢复，即排气或排便后才能进食，先饮水，再进食流质食物。

虽然术后需要禁食、禁饮，但是医生会针对患者不能停的药进

行特殊说明，患者与家属也无需担心，只要遵循医嘱完成禁食及用药即可。通常情况下，常用的降压药、降脂药、抗心律失常药、抗癫痫药及精神类药物均可在禁食禁水期间服用；糖尿病患者暂停降糖药，根据血糖临时改用胰岛素，等到可以饮食后恢复口服降糖药；一些手术相关需服用药物需遵循医嘱，比如食管、胃内镜黏膜下剥离术术后可能会用拉唑类抑制胃酸药。另外，无需担心术后禁食期间的营养补充，如果需要的话医生会给予静脉补充水分和营养。服用药物时，配一口白开水吞服，尽量只抿一小口水，能把药吞下去就可以了。

特别提醒

全麻术后禁食禁水对于患者的安全十分重要，患者及家属都需要额外注意。一些特殊不能停的药物，需要在与医生沟通时及时告知医生，并遵循医嘱，合理用药。用药也需要额外注意用药方法，饮水尽量少，能吞服药物即可。

46. 为什么麻醉醒了以后不能马上吃东西

老王最近遇上了"糟心事"，要在医院做个胆囊切除手术，手术安排在中午12点左右，结果医生要求从前一天晚上就开始禁食、禁饮，直到手术结束回到病房还不给吃喝，那给老王饿得眼冒金星。老王不明白：为什么手术做完了，都苏醒了，甚至感觉可以下床走两步了，但是医生就是不让我吃喝，这是为什么呢？

患者接受全身麻醉手术，是麻醉医生经过综合评估患者身体健康情况后给予静脉麻醉药、吸入麻醉药等将患者平稳地"送入梦乡"并维持到手术结束。符合外科手术要求的全身麻醉需要麻醉医生联合应用多种麻醉药，这些药物的联合使用也成为患者术后不能立即吃饭喝水的重要原因之一。

术后如果立即恢复饮食会出现以下"坏处"：容易吃不了几口就想吐；即便吃下去了也容易发生反流，对于老年人会有误吸的风险，甚至导致肺炎；接受胃肠道手术的患者立即吃东西容易引起吻合口的渗漏，导致严重的术后不良事件。

关于全身麻醉苏醒后不能立即恢复饮食的原因可以从下面五点分析。

（1）镇静药物的残留，如丙泊酚等

全身麻醉后患者虽然意识苏醒，但依旧会有一股大醉之后的昏沉感，这样吃东西容易吃着吃着就睡着，这是比较危险的。

（2）肌肉松弛药残留，如罗库溴铵等

术后肌肉松弛药残留是一件非常危险的术后麻醉不良事件，这类患者大多回病房时一切正常，但是会突然呼吸慢慢减退甚至停止。

（3）镇痛药物的维持，如强效阿片类药物等

为了减轻术后伤口的疼痛，麻醉医生会根据患者的疼痛耐受程度、手术部位及切口的大小等给予患者合理剂量的阿片类镇痛药或者联合使用其他的辅助镇痛药，而这些镇痛药都会导致胃肠蠕动功能减退，延长胃肠排空时间。经历了胃部手术的患者甚至会出现一段时间内的胃瘫等现象，这类患者吃喝太早，容易引发剧烈呕吐甚至反流误吸。

（4）口腔内麻醉操作，如气管插管等

麻醉医生会在患者全身麻醉睡着后进行气管内插管或者放置喉罩等，维持术中患者的呼吸。这些操作导致患者苏醒后会觉得喉咙干涩，出现咳嗽甚至疼痛等症状，如果患者吃喝太早容易进一步刺激咽喉，导致剧烈咳嗽，致使伤口裂开或者不小心发生误吸等。

（5）一些特殊的手术类型，如扁桃体手术、甲状腺手术等

这类口腔内或颈部的手术术后患者过早进食容易导致伤口感染，缝合口裂开等；颈部手术术后患者吃喝太早也是容易引起伤口的裂开等情况。

全身麻醉手术的患者术后需要严格控制开始饮食的时间。接受胃肠镜检查、无痛人流手术等静脉麻醉手术的患者虽然没有经历全麻后的插管或者喉罩置入，但依旧经历镇静、镇痛等药物的洗礼，所以术后基本和全身麻醉患者的要求一致。

某些接受椎管内麻醉（俗称半身麻醉）的患者，如剖宫产的产妇、接受下肢手术的患者等，虽然在术中完全清醒甚至可以谈笑风生，但如果术后麻醉平面过高（＞T4，也就是剑突平面及以上），患者容易出现头晕、恶心、呕吐，甚至昏睡的情况。因此，此类患者的饮食时间虽然没那么严格，但需要专业的麻醉医生认真评估后再做决定。而接受局部麻醉手术的患者，如白内障手术，体表小体积异物摘除等，医生一般不会对其术后饮食时限有特殊要求。

一般麻醉（尤其全身麻醉）术后肛门开始排气，标志着胃肠功能开始恢复，这样患者吃下去的食物才能顺利完成整个消化过程，也不会威胁到患者的生命安全。

47. 为什么老年人麻醉后醒得慢

老年人麻醉后醒来的时间通常比年轻人长。要解释这个现象，我们需要从生理学、药理学和心理学等多角度来看待。

大脑和麻醉的工作原理十分复杂，即使是目前的顶级科学家也尚未研究透彻。大脑的神经递质系统的工作原理极为复杂，麻醉药通过抑制大脑皮层使患者失去意识和感觉。有研究表明，老年人麻醉后苏醒慢可能不光与大脑的神经递质紊乱相关，还与脑白质的质量和功能神经纤维相关。

从麻醉状态中苏醒在很大程度上依赖于唤醒通路的激活。很多老年人平时会面临入睡困难、睡眠碎片化、睡眠-觉醒节律紊乱等问题，通常睡眠时间不足，就像无形中欠下了沉重的"睡眠债"。而麻醉本身是一个拟睡眠的过程，可以有效抑制大脑神经活动，促进睡眠。老年人因为欠的"睡眠债"很多，偿还的时间自然就很长。这就好比唤醒通路本来一直在超负荷工作，终于突然放假了一段时间，就会有"假期综合征"，很难立马适应高强度的工作。

从麻醉中苏醒过来与麻醉药的代谢和消除有着密不可分的关系。随着年龄的增长，不仅基础代谢率会显著下降，器官的功能通常也会有一定程度的衰退，特别是身体的主要药物代谢器官——肝脏和肾脏。

大部分的麻醉药是依赖于肝脏或肾脏进行代谢的。当肝肾功能出现异常时，麻醉药在体内的代谢和排出的速度就会减慢，在老年人体内停留的时间更长，从而延长其作用时间。同时，老年人因为体温调节中枢受损，血管收缩功能减弱，骨骼肌和脂肪产热减少，在麻醉手术过程中容易发生低体温的现象。低体温会降低体内很多生物酶的活性，生物酶的催化作用下降，药物代谢速度必然以指数形式下降。

此外，老年人本身可能存在其他与麻醉相关的健康问题。如肺泡通气不足，通气血流比例失调，一方面会引起吸入麻醉药的排出延缓，另一方面引起的低氧血症同样会导致苏醒延迟。其他老年人常见的血糖异常、电解质紊乱、酸碱平衡紊乱等问题也都会引起麻醉药代谢减慢。此外，各种疾病所服用的药物也可能会与麻醉药产生相互作用，增强其作用或减缓其代谢速度，从而进一步延长了老年患者从麻醉中苏醒的时间。

除了生理学和药理学因素外，老年人的心理状态也可能影响他们从麻醉中苏醒的时间。简单的术前谈话、风险告知，以及对未知的恐惧，都可能让他们感觉紧张、害怕等。而过分的焦虑、抑郁等心理因素均可影响大脑神经冲动的传递、递质的释放和结合，导致麻醉后的恢复过程更为缓慢。

特别提醒

老年人麻醉后醒来时间延长的原因是多方面的。不必过分担心，麻醉医生会需要根据每位老年患者的具体情况，通常会选择代谢快的药物，并尽量减少剂量，制订合适的麻醉方案和药物剂量，以确保他们能够安全、顺利地从手术中苏醒过来，并最大限度地降低不良反应。

48. 手术之后有什么方法可以止痛

小明的老婆要进行剖宫产手术，而小明对是否使用术后镇痛泵左右为难，因为他一边不舍得老婆忍受术后剧烈的疼痛，一边又担心镇痛药会随母乳影响宝宝的生长发育。小明在网上看到有的产妇为了孩子的健康放弃使用镇痛泵。麻醉医生对小明夫妻进行耐心地解释与疏导。疼痛不利于产妇的术后恢复，

> 甚至与产后抑郁症的发生有相关性。静脉镇痛泵已成为剖宫产术后镇痛的主流镇痛方式，选用对母婴影响较小的药物，安全性较高。

手术是治疗许多疾病的常见手段，但手术后的疼痛往往是患者最为担忧的问题之一。有效的疼痛管理不仅能够提高患者的舒适度，还有助于加速康复的过程。

手术后疼痛的原因

手术切口	手术过程中切开皮肤和组织造成的创伤
炎症反应	身体对手术创伤的自然反应，可能导致红肿和疼痛
神经损伤	手术过程中可能损伤周围的神经
内部器官操作	某些手术需要操作内部器官，可能会引起内脏痛
术后并发症	如感染或出血等

手术后的疼痛可分为急性疼痛和慢性疼痛两大类。急性疼痛通常在手术后立即出现，持续时间较短，通常随着伤口愈合而减轻。如果急性疼痛未能得到妥善处理，可能会发展成慢性疼痛，持续3个月以上。

正确评估疼痛的程度是非常重要的。医护人员通常会使用疼痛评分表来帮助患者描述他们的疼痛水平，从而制订合适的疼痛管理计划。疼痛评估表主要有视觉模拟量表（VAS）和语言评价量表（VRS）。视觉模拟表是采用10厘米长的直线，两端分别表示"无痛"（0）和"剧烈疼痛"（10）。被测者根据其感觉程度在直线上相应部位打上记号，从"无痛"端至记号之间的距离即为痛觉评分。语言评价量表是将疼痛测量尺和口述描述评分法相结合，将疼痛等级分为无痛、轻微痛、中度痛、重度痛和极重度痛表示。

常用的止痛方法包括药物治疗、非药物治疗和有创性治疗三大类。

（1）药物治疗

非处方药物包括非甾体类抗炎药（NSAIDs），如布洛芬、对乙酰氨基酚等，用于轻度疼痛；处方药物如阿片类药物（吗啡、羟考酮等），用于治疗中度到重度疼痛；局部麻醉药如利多卡因贴片或凝胶，可直接作用于手术区域。还有如抗抑郁药或抗癫痫药等辅助药物有助于控制神经性疼痛。

（2）非药物治疗

物理疗法如冷敷或热敷，可以减少炎症和缓解肌肉紧张；按摩针灸有助于放松肌肉，减少疼痛；认知行为疗法即通过改变对疼痛的认知和反应，帮助患者更好地应对疼痛；放松技巧如深呼吸、冥想或瑜伽，可以减轻疼痛并降低焦虑水平。

（3）有创性治疗

神经阻滞即通过在神经部位注射药物来阻断特定神经的信号传导，从而减轻疼痛；硬膜外镇痛即在硬膜外放置导管，通过导管向硬膜外持续给予麻醉药；患者自控镇痛即患者自行控制镇痛药的给药剂量、频率，以获得个性化的镇痛效果。

> **特别提醒**
>
> 术后疼痛是麻醉医生在临床工作中经常面临的问题，给患者提供合适的镇痛方案应综合考虑手术类型、患者病情与需求。手术后的疼痛是可以被有效管理和控制的。麻醉医生通过合理的疼痛评估和多种镇痛方法的综合应用，可以显著提高患者在病程中的舒适度和生活质量。患者应与医疗团队紧密合作，充分沟通，找到最适合自己的疼痛管理方案。每个人的疼痛体验都是独特的，个性化的治疗计划至关重要。

49. 长期慢性疼痛的患者接受麻醉有风险吗

随着现代医学的不断发展，麻醉技术在各类手术及疼痛治疗中发挥着重要作用。然而对于长期慢性疼痛患者而言，麻醉过程可能存在一定的风险。长期慢性疼痛患者因长期遭受疼痛折磨，可能导致身体生理功能紊乱、心理状态异常，进而影响麻醉效果和术后恢复。因此，针对此类患者进行麻醉风险评估和管理至关重要。

长期服用阿片类药物或其他镇痛药的患者可能对麻醉药产生耐受性，可能导致需要更高剂量的麻醉药以达到相同的效果；慢性疼痛患者可能存在对某些药物的依赖性，麻醉前需要仔细评估患者的用药历史，并可能需要调整麻醉方案以避免戒断症状。慢性疼痛患者可能同时服用多种药物，这些药物之间可能存在相互作用，影响麻醉药的效能和安全性。长期慢性疼痛患者手术后发展为术后慢性疼痛（CPSP）的风险可能更高，这需要在术前进行风险评估和管理。

慢性疼痛患者可能伴有焦虑、抑郁等心理问题，可能影响患者对麻醉和手术的耐受性和恢复。长期疼痛可能影响患者心血管、呼吸、消化和免疫系统等功能，这些改变可能增加麻醉和手术的风险。

长期慢性疼痛患者在手术前进行麻醉风险评估时，需要进行一系列的检查，以帮助麻醉医生了解患者的整体健康状况，评估麻醉和手术的耐受性，以及预测与降低术中和术后可能出现的并发症。这些检查项目可以帮助麻醉医生制订个性化的麻醉方案，优化患者的术前治疗方案，并为患者提供相应的术前指导和术后疼痛管理计划。

以下是一些关键的检查项目。

- 病史收集：详细了解患者的慢性疼痛病史，包括疼痛的类型、部位、持续时间、严重程度，以及正在使用的所有药物，特别是镇痛药和可能影响麻醉效果的药物。
- 体格检查：全面的体格检查，包括心肺功能、神经系统检查，以及与慢性疼痛相关的特定区域的检查。
- 实验室检查：血常规、凝血功能、肝肾功能、电解质和血糖水平等，以评估器官功能和手术风险。
- 心电图：评估心脏的电生理状态，检查有无心律失常或缺血性心脏病的迹象。
- 影像学检查：如胸部 X 线或心脏超声，评估心肺结构和功能，特别是对于有慢性心脏或肺部疾病的患者。
- 肺功能测试：对于有慢性肺疾病的患者，进行肺功能测试以评估呼吸功能和手术风险。
- 麻醉前访视：麻醉医生亲自去病房询问患者病史或通过麻醉专科门诊进行术前评估，包括气道评估、椎管内麻醉评估、神经阻滞评估等。
- 老年或小儿患者的特定评估：对于老年患者，需要进行功能状态评估；小儿患者则需关注生长发育、营养状况和先天性疾病等。
- 心理状态评估：评估患者的焦虑、抑郁等心理状态，因为这些情绪状态可能会影响术后恢复。
- 麻醉和手术综合风险评估：根据 ASA 分级方法对手术患者的全身情况做出评估，并评估手术类型、创伤程度与手术风险。

慢性疼痛患者在手术前需要避免使用或调整可能增加麻醉风险或与麻醉药存在不良相互作用的药物，如可能增加术中和术后出血风险的抗凝药、抗血小板药；可能与麻醉药存在相互作用，影响中枢神经系统功能的某些抗抑郁药和抗焦虑药；可能造成术中心血管不稳定的 β-阻滞剂或钙通道阻滞剂；影响肾功能或与麻醉药有不良相互作用的非甾体抗炎药；可能与麻醉药相互作用，增加围手术期风险的酒精和娱乐性药物；可能与麻醉药存在不良相互作用某些中草药和补充剂；可能存在依赖性或耐受性的阿片类药物；可能影响患者的电解质平衡的利尿剂；长期服用可能影响肾上腺功能的皮质激素等。

长期慢性疼痛患者麻醉风险较高，临床医生应充分了解此类患者特点，全面评估，制订合理麻醉方案，加强疼痛管理和心理干预，严密监测，确保麻醉安全。同时，针对可能出现的并发症，提前制订处理预案，提高患者术后恢复质量。通过对长期慢性疼痛患者麻醉风险的深入研究和探讨，有助于提高临床麻醉水平，保障患者安全。

延伸阅读

长期使用阿片类药物常见的不良反应

- 耐受、身体依赖和精神依赖：耐受指在恒量给药时药物效能减低，常以镇痛药作用时间缩短为首要表现；身体依赖为规律性给药的患者，停药或骤然减量导致停药反应；精神依赖为强制性觅药意愿和行为。
- 肌僵、肌阵挛和惊厥：使用中枢性松弛药，或阿片受体拮抗药可使之消除。
- 镇静和认知功能障碍：轻度镇静常可发生，长时间大剂量使用阿片类药物可能导致认知功能减退。
- 体温下降：阿片类药物可导致血管扩张，改变下丘脑的体温调节机制而引起体温降低。
- 免疫功能抑制：强阿片类药物可造成免疫功能抑制。

---

50. 缠人的带状疱疹，不必承受之痛

儿童时期感染水痘-带状疱疹病毒后，通常会导致水痘；而水痘痊愈后，病毒依然会潜伏在体内神经节中，因此超过90%的成年人体内潜伏着带状疱疹病毒。带状疱疹以皮肤损害和神经病理性疼

痛为主要表现。

带状疱疹皮疹愈合后持续 1 个月及以上或皮疹出现后超过 90 天的疼痛为带状疱疹后神经痛。在带状疱疹急性期，如果没有接受有效镇痛治疗阻断疼痛途径，患者会在疱疹好转后仍遗留明显神经痛。10%～30% 的带状疱疹患者会出现带状疱疹后神经痛。带状疱疹的疼痛表现各异，包括针刺样痛、电击样痛、火烧样痛、触碰样痛等。疼痛可能遗留几个月甚至几年，剧烈而持久。

带状疱疹后神经痛严重影响患者日常生活、情绪和睡眠，疼痛程度较重、持续时间较长者可导致精神焦虑、抑郁等表现。针对带状疱疹后神经痛进行及时有效的治疗是提高患者生活质量的关键。因此，带状疱疹的治疗原则是早诊断、早进行综合治疗，尽早有效地控制疼痛。

疼痛常贯穿带状疱疹疾病的全过程，建议对不同程度的疼痛选用不同的镇痛手段。近年来，随着医疗技术的不断进步，疼痛治疗涌现了很多新的手段，为广大患者带来了福音。

（1）抗病毒治疗

抗病毒药是临床治疗带状疱疹的常用药物。系统性抗病毒药包括阿昔洛韦、伐昔洛韦等。抗病毒药应在发疹后 3 天内开始使用，以获得最佳效果。一旦怀疑自己患上了带状疱疹，需要尽早到正规医院进行诊断和治疗，以免错过最佳治疗时机。

（2）营养神经治疗

临床上用来营养神经的药物主要有甲钴胺片、维生素 B_{12} 等。主要目的是保持神经的持续兴奋及恢复神经正常传递功能。

（3）镇痛治疗

轻中度疼痛可选用止痛药、非甾体类抗炎药；中重度疼痛可使用治疗神经病理性疼痛的药物及抗抑郁药。外用药物治疗通常采用

> **延伸阅读**

神经阻滞和脉冲射频治疗是什么？

目前，部分医院的疼痛科引进超声引导神经阻滞治疗，通过超声引导实施精准定位，在神经干、丛、节的周围靶点注入药物，从而阻断痛觉传导通路、改善局部血液循环及促进神经的自我修复神经阻滞，能避免药物误入血管或穿刺过程损伤神经，更精准、有效解除疼痛，提高患者生活质量。最常用的注射药物为低剂量皮质类固醇和局麻药混合液。局部麻醉药在短时间内阻断神经末梢的感觉传递，起到即刻的阻断疼痛作用，而皮质类固醇可减轻神经周围组织炎症反应，抑制炎症介质的释放和减低伤害性感受器的兴奋性，同时消除神经组织水肿，促进病变神经组织恢复，从而达到缓解疼痛的疗效。单次治疗效果维持2～5天，可一周治疗一次或两次，六次为一个疗程。对于治疗效果不理想者，也可以分次注射小剂量95%酒精破坏感觉神经，从而缓解疼痛。

射频（毁损）治疗指通过特定的射频仪器，选择合适的射频电极尖端温度、输出电压、脉冲频率、脉冲宽度、治疗时间等参数，在特定的神经节段部位进行治疗的一种新兴方法。射频技术是作用于局部组织，起到热凝固、切割或神经调节作用，从而治疗多种疼痛疾病。射频治疗的部位多选择疼痛相应节段神经的脊髓背根神经节。背根神经节位置特殊，传统盲探下穿刺准确率低、并发症多。

疼痛科多采用CT引导、X线引导和床旁超声引导精准定位则能够极大提高穿刺的准确性。射频治疗包括射频毁损和脉冲射频两种工作模式。有研究结果显示，脉冲射频治疗术与神经阻滞联合使用的镇痛效果明显高于单一使用脉冲射频治疗术或单一使用神经阻滞，因此多模式的治疗方式即给予患者口服药物治疗的同时辅以脉冲射频治疗术与神经阻滞治疗，能够得到更好的镇痛效果。

外用贴剂敷于疼痛区域,缓解患者的痛觉。常用的有 5% 利多卡因贴剂,根据疼痛区域大小,可贴 1～3 贴。带状疱疹急性期常采用局部麻醉药皮内注射联合臭氧注射,将药物以皮丘的方式直接注入带状疱疹皮疹的表皮与真皮之间。与口服药物比较,其只对患处起作用,因而安全性高、不良反应少,特别适用于老年患者且病变范围较小的患者。

预防带状疱疹和带状疱疹后神经痛的发生,一方面要提高身体抵抗力,注意劳逸结合,保持良好睡眠,避免劳累;均衡饮食,摄入包括鱼、虾和豆类等优质蛋白质;坚持适量运动,避免接触水痘患者。另一方面可以接种带状疱疹疫苗。50 岁及以上人群可以通过接种带状疱疹疫苗进行预防,同时避免接触带状疱疹患者,对带状疱疹患者应采取接触隔离措施。

51. 晚期胰腺癌患者怎么止痛

胰腺癌号称恶性肿瘤中的"王者",到了晚期往往伴随着剧烈的疼痛,让患者饱受折磨。药物治疗是晚期胰腺癌止痛的基础手段。根据疼痛程度的不同,医生会按照三阶梯原则,为患者选择合适的镇痛药物。

- 轻度疼痛:常用的药物有阿司匹林、布洛芬等非甾体类抗炎药,通过抑制体内的炎症反应来缓解疼痛。
- 中度疼痛:可能需要口服曲马朵缓释片或可待因等药物,这些药物能够直接作用于中枢神经系统,提高疼痛阈值。
- 重度疼痛:在以上药物效果均不明显的情况下,阿片类受体激动剂如吗啡或盐酸羟考酮的缓释制剂便成为止痛的"主力军",通过与大脑中的疼痛受体结合,阻断疼痛信号的传递,从而起到强大的镇痛作用。

需要注意的是，长期使用这些药物可能导致耐药性、成瘾性及一系列不良反应，如恶心、呕吐、便秘等。

对于晚期胰腺癌患者，当药物治疗效果不佳时，神经阻滞可能成为一种有效的选择。常见的神经阻滞方法包括局部神经阻滞和腹腔神经丛阻滞。局部神经阻滞适用于疼痛局限于某一特定区域的患者。然而，它也存在一定的风险，如神经损伤、感染等。腹腔神经丛阻滞则是针对胰腺癌晚期常见的腹痛症状而设计的。通过向腹腔神经丛注射药物，阻断疼痛信号的传递，达到止痛的目的。但这种方法同样存在不良反应，如低血压等，需要在专业医生的指导下进行。

腹腔神经丛毁损是一种更为彻底的止痛方法，通过化学药物或物理手段毁损腹腔神经丛，从而永久性地阻断疼痛信号的传递。这种方法适用于疼痛剧烈且难以通过其他方法缓解的患者。然而，由于其不可逆性，需要在充分评估患者的疼痛程度和生活质量后，由专业医生谨慎决定。

腹腔神经丛毁损的优点在于止痛效果显著且持久，但缺点也同样明显。毁损神经丛可能导致一系列并发症，如尿潴留、腹泻、消化不良等，严重影响患者的生活质量。因此，在选择这种方法时，需要权衡止痛效果和可能带来的不良反应。

鞘内泵是一种将药物直接注入脊髓蛛网膜下腔的给药方式，通过微小的医疗器械植入患者体内，医生可以根据患者的疼痛程度和药物反应，通过体外遥控器精确控制药物的释放。药物直接作用于脊髓和大脑的疼痛传递中枢，从而产生强大而持久的镇痛作用。

鞘内泵的优点在于药物用量小、不良反应少、止痛效果好。由于药物直接作用于疼痛产生的源头，因此能够迅速缓解疼痛，提高患者的生活质量。此外，鞘内泵还可以根据患者的需要进行个体化的疼痛治疗，灵活性较高。然而，鞘内泵也存在一定的风险和挑战。植入手术需要在专业医生的指导下进行，存在一定的手术风险。患者需要定期到医院进行药物补充和泵体检查，以确保设备的正常运行。

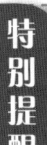

特别提醒

晚期胰腺癌患者的止痛治疗是一个需要综合考虑多方面因素的复杂过程。首先，医生需要充分了解患者的病情和需求，制订个性化的止痛方案。其次，医生和患者家属需要保持密切的沟通，共同应对治疗过程中可能出现的问题和困难。此外，政府和社会各界也需要加大对疼痛科的支持和投入，提高医疗资源的利用效率，为晚期胰腺癌患者提供更好的止痛治疗服务。通过药物治疗、神经阻滞、腹腔神经丛阻滞毁损和鞘内泵等多种手段的综合应用，可以为患者提供更为精准、有效的止痛治疗。同时也需要关注患者的心理和社会需求，为他们提供全方位的关怀和支持。

52. 膝关节置换手术后该怎么配合医生快速康复

膝关节是下肢主要关节之一，承担了身体的大部分重量和运动功能，连接大腿和小腿，是人体最大最复杂的关节，也是最容易受伤的关节。膝关节退行性骨关节病俗称膝关节老化或磨损，是老年人中的常见疾病。这种疾病的发生与多种因素有关，其中体重过重是一个重要的诱因。当体重过重时，膝关节在日常活动中所承受的压力会显著增大。长期的高压力状态会导致膝关节的逐渐磨损，进而引发疼痛和其他不适症状。

膝关节退行性骨关节病初期可能采取保守治疗，如药物治疗、物理疗法等，以缓解疼痛和减轻症状。然而，当疾病进展到一定程度，保守治疗无法有效缓解疼痛或改善功能时，就可能需要考虑手术治疗，其中膝关节置换术是一种常见的选择。通过置换术，可以替换掉磨损严重的膝关节部分，以恢复关节的正常功能和减轻疼痛。

一般膝关节置换手术需要持续 1~2 个小时，术后患者会转入复苏室观察 1 个小时，如果没什么不适就可以离开手术室了。全身麻醉术后需要继续禁饮 2 个小时，禁食 6 个小时。如果患者感到饥饿难耐，或患者有糖尿病，担心低血糖发作，医生会予以静脉滴注葡萄糖盐水来补充身体所需要的能量。

术后患者需要在床上躺 6 个小时，可以稍侧侧身，不过开过刀的腿需要保持伸直状态，小腿至足踝下可以垫一个软枕，让血液流通的顺利，并且预防肿胀。

手术后伤口有点隐隐作痛是正常的，麻醉药效散退后会有疼痛感。如果疼痛加剧，可以适当用点止痛药，可以选择区域神经阻滞和使用静脉镇痛泵来缓解疼痛。区域神经阻滞是在超声引导下，把局部麻醉药打在支配手术切口的神经周围或筋膜间隙里，阻滞掉这部分的感觉，以达到缓解阵痛的作用。短效局部麻醉药可持续作用 2~8 个小时，长效局部麻醉药可持续作用 2~3 天。静脉镇痛泵是通过连接一个持续泵注的小型装置，在术后 2~3 天不停地给体内注射不同种类的镇痛药以达到全身镇痛的效果。

术后的康复锻炼是一个长久而且系统的过程，合理的康复训练不仅对手术效果有很大的影响，并且能够直接影响膝关节功能的恢复。一般建议手术完成后 6 个小时后，如果没有什么不适，可以做踝泵练习，即活动踝关节，比如绷直脚尖，用力勾脚尖，然后再向下踩。还可以收放大腿肌肉，控制膝关节绷直上抬，如果没有力气可以让家属帮忙抬起，维持 5 秒，再放下。

如果在康复训练的时候出现疼痛，应该立即停下休息，观察膝盖的情况。如果出现红、肿、热、痛、脓肿等情况还是应该立即告知主治医生。术后要听从医生的嘱咐，循序渐进训练膝关节，不可操之过急。出院后在家也要继续积极、有效、合理地锻炼，要记得定期复查随访。术后 6 个月内尽可能不要让患肢负重，减少剧烈运动，注意关节的防寒保暖。如果是在夏天也不要洗冷水澡，会影响膝关节的血液循环。

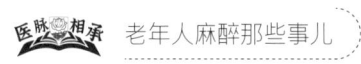

53. 疼痛门诊可以看哪些病

疼痛不只是某个疾病的伴随症状。经过几十年的研究，已经明确疼痛本身就是一种疾病。疼痛门诊，顾名思义，就是处理疼痛相关疾病的门诊。那么，疼痛门诊可以诊治那些疾病呢？

（1）急性疼痛

包括软组织及关节急性损伤性疼痛、手术后疼痛、产科疼痛、急性带状疱疹疼痛、痛风等。

（2）慢性疼痛

疼痛科的主要诊疗范围包括慢性神经性疼痛，如三叉神经痛、疱疹后遗神经痛等；慢性运动系统疾病，如颈椎病、腰椎间盘突出症、慢性腰背痛、跟痛症、肩周炎等；慢性术后疼痛，如背部手术疼痛综合征、残肢幻肢痛、开胸术后疼痛综合征等；其他慢性疼痛性疾病，如头痛、慢性盆腔痛等。

（3）癌性疼痛

包括晚期肿瘤疼痛、肿瘤治疗相关疼痛、良性肿瘤疼痛等。

（4）特殊疼痛类疾病

包括骨质疏松症、血栓性脉管炎、糖尿病性神经痛、顽固性心绞痛、特发性胸腹痛等。

（5）相关学科疾病

包括早期视网膜血管栓塞、突发性耳聋、血管痉挛性疾病、面肌痉挛、过敏性鼻炎、顽固性呃逆、末梢血管疾患、失眠等。

看到这里，你是不是觉得："疼痛门诊那么厉害，可以治疗那么多疾病。但是其他科也可以看这些疾病啊。腰痛看骨科，嘴巴痛去口腔科，头痛去神经内科或者脑外科……身体哪个部位痛，就去找哪个专科，人家专科比你专业多了。"

其实，疼痛门诊和其他专科诊治范围区别很大。举一个简单的例子：家里的老年人腰椎间盘突出，偶尔痛一下，但又没到该做手术的程度，这种情况可以来疼痛门诊。因此，急性、由原发性疾病引起的疼痛，应就诊相应科室，比如突发心绞痛要去心内科，突发急腹症就诊普外科等。当然，很紧急的情况就直接去急诊科。而慢性顽固性疼痛，包括疼痛没有查出病因或查出病因目前无法根治的，则可以到疼痛科治疗。

对于部分多学科交叉的疾病，疼痛门诊主要诊治以下几点。

- 无明显结构性及器质性变化的疼痛问题，相关专科查不出具体病因。
- 存在明显结构性及器质性变化，达不到手术标准或患者对于手术存在担忧。
- 存在明显结构性及器质性变化，经手术后，结构性及器质性变化恢复，却仍然存在疼痛。
- 药物治疗及物理治疗无效，其他专科无进一步治疗方案。

在疼痛科（疼痛门诊），医生会针对临床相关科室治疗效果不好的各种疼痛进行明确的诊断，分析疼痛原因和生理、病理原因，给予患者包括但不限于药物治疗、神经阻滞治疗、各类神经调制治疗和神经毁损治疗等微创介入治疗及心理治疗。特别是对于药物治疗无效的顽固性疼痛，医生会采用各类特有的技术对患者进行综合治疗，以有效缓解症状，改善生活质量。

此外，疼痛科（疼痛门诊）的诊疗过程中还有着超声多普勒及移动式 X 线机等各式各样精准定位治疗部位的仪器设备，强强联手，精准诊治疼痛问题。

54. 腰腿痛看什么科

> 张先生是一位中年白领,由于长期伏案工作,他逐渐出现了腰部和腿部的疼痛。起初,他以为只是简单的肌肉劳损,休息几天就好了。然而,随着时间的推移,疼痛不仅没有缓解,反而越来越严重。他去骨科就诊,经过一系列检查后,医生告诉他可能是腰椎间盘突出引起的疼痛,但是还没有到需要手术的地步。
>
> 在骨科医生的建议下,张先生转到疼痛科就诊。疼痛科医生对他的病情进行了全面的评估,认为他的疼痛除了与腰椎间盘突出有关,还存在肌肉紧张和神经受压的问题。因此,医生为他制订了一个综合治疗方案,包括口服镇痛药物、物理治疗和神经阻滞。
>
> 经过几个疗程的治疗,张先生的腰腿疼痛得到明显的缓解,生活质量也显著提高。

在生活中,腰腿痛是一种极为常见的症状,可能源于多种原因,如肌肉劳损、神经压迫、腰椎间盘突出、脊柱疾病等。长时间保持不良姿势、重体力劳动、运动损伤等都可能导致腰腿痛的发生。腰腿痛通常表现为钝痛、刺痛或放射痛,有时可能伴有麻木、无力等症状。疼痛的程度和持续时间因人而异,有的可能短暂而轻微,有的则可能持续而剧烈。

面对这样的困扰,患者往往不知所措,很多患者可能会首先想到去骨科就诊。然而,随着医学的不断进步和学科的不断细化,疼痛科已经成为专门处理各种疼痛问题的专业科室。

在疼痛科,医生会通过询问病史、体格检查和必要的辅助检查,来全面了解患者的病情。根据患者的具体情况,医生会制订包括药物治疗、物理治疗、神经阻滞等在内的综合治疗方案，旨在快速缓解患者的疼痛，并预防疼痛的复发。

虽然疼痛科在腰腿痛的治疗中发挥着重要作用，但并不意味着所有的腰腿痛患者都应该直接前往疼痛科就诊。在选择科室时，患者应根据自己的具体情况和医生的建议来决定。一般来说，如果患者的腰腿痛是由明显的外伤或骨折引起，或者有明显手术指征的，那么骨科可能是更合适的选择。而对于那些疼痛原因不明或疼痛持续时间较长的患者，疼痛科可能是一个更好的选择。

此外，患者在就诊前最好对自己的病情有一个初步的了解，包括疼痛的性质、持续时间、伴随症状等，以便更好地与医生沟通并描述自己的病情。

除了选择合适的科室进行治疗外，腰腿痛的预防和自我调理同样重要。以下建议能有效预防腰腿痛。

- 保持正确的姿势：无论是坐着还是站着，都应保持脊柱的自然曲度，避免长时间保持同一姿势。
- 适当运动：适当的锻炼可以增强肌肉力量和改善关节灵活性，有助于预防腰腿痛的发生。
- 避免过度劳累：重体力劳动或长时间进行高强度运动都可能加重腰腿的负担，导致疼痛的出现。
- 注意保暖：寒冷天气下，应注意腰腿部的保暖，避免受凉引起肌肉紧张和疼痛。
- 合理饮食：保持均衡的饮食，多摄入富含钙、磷等营养素的食物，有助于骨骼和关节的健康。

特别提醒

虽然腰腿痛是一种常见的症状，但并不意味着它无法被有效治疗。通过选择合适的科室、接受专业的治疗及进行科学的预防和自我调理，我们完全有可能战胜这一困扰。疼痛科作为专门处理疼痛问题的专业科室，在腰腿痛的治疗中发挥着越来越重要的作用。不仅能够帮助患者快速缓解疼痛症状，更能通过个性化的治疗方案找到疼痛的根本原因并预防其复发。

后　记

老龄化社会中，我们作为麻醉医生还能做些什么

我国是世界上人口老龄化速度最快的国家之一。伴随着人口老龄化，老年人对医疗服务的需求也不断增加，如疾病治疗、康复护理等。因此，医疗服务需求扩大，也对医疗服务质量提出了更高的要求，特别是在手术和疼痛管理等方面。麻醉医生作为医疗团队中至关重要的一员，在老龄化社会中发挥着重要作用。

除了前文多次强调过的麻醉医生基本职能：保障手术安全、协助术后管理及予以疼痛管理等之外，我们还可以继续进步，向更多的维度发挥着麻醉医生能做到的特殊作用。

在老年患者发生重症危急情况时，麻醉医生会发挥至关重要的作用。我们具有丰富的临床经验和专业知识，可以与重症医学科医生共同制订治疗方案，为患者提供及时有效的救治。麻醉医生还具备气管插管、机械通气、中心静脉置管、有创动脉测压、心排量监测等专业技能，这些技能在重症患者的救治过程中具有重要意义。

麻醉医生需要为患者提供一个舒适、安静的麻醉环境，并通过对患者的心理关怀，来缓解患者对即将到来的手术治疗的紧张和焦虑情绪。在对老年人进行麻醉时，要根据老年人的心理特点及生理特点，制订个性化的麻醉方案。针对老年患者存在的心理问题，可通过术前访视、术中沟通等方式对老年人进行心理关怀，消除其对手术治疗的紧张、恐惧心理，从而配合手术治疗。

麻醉医生还会对患者和家属进行健康教育，帮助他们了解麻醉

的基本知识、手术前后的注意事项、疼痛管理的方法等。通过健康教育，患者和家属可以更好地了解手术和麻醉的过程，减轻他们的焦虑和紧张情绪，提高手术的成功率。同时，健康教育还可以帮助患者和家属更好地进行术后康复和护理，减少并发症的发生，帮助患者安全度过围手术期。

总之，在老龄化社会中，麻醉医生的角色作用愈发重要。他们不仅负责确保手术安全和提供疼痛管理、无痛诊疗等，还参与重症治疗和健康教育等方面的工作。因此，我们应该加强对麻醉医生的培训和教育，提高他们的专业素质和技能水平，以更好地满足老龄化社会的医疗需求。